EVO ICL 手术学

主编：付梦军　王　锐
主审：张浩润

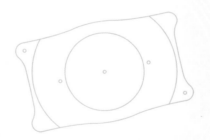

山东大学出版社
SHANDONG UNIVERSITY PRESS
·济南·

图书在版编目（CIP）数据

EVO ICL手术学 / 付梦军，王锐主编. -- 济南：山东大学出版社，2022.8

ISBN 978-7-5607-7401-5

Ⅰ．①E… Ⅱ．①付… ②王… Ⅲ．①人工晶体－植入术 Ⅳ．①R779.66

中国版本图书馆CIP数据核字（2022）第047215号

策划编辑：徐　翔
责任编辑：毕文霞
文案编辑：毕玉璇
封面设计：李泰葳

出版发行：山东大学出版社
社　　址：山东省济南市山大南路20号
邮政编码：250100
发行热线：（0531）88363008
经　　销：新华书店
印　　装：济南乾丰云印刷科技有限公司
规　　格：700毫米×1000毫米　1/16
　　　　　12.25印张　250千字
版　　次：2022年8月第1版
印　　次：2022年8月第1次印刷
定　　价：168.00元

致谢

潍坊市软科学研究计划项目（2021RKX160）。

主编简介

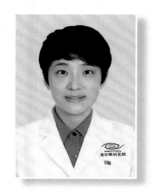

付梦军 副主任医师，硕士研究生导师。正大光明眼科集团潍坊院区屈光中心副主任、教学管理中心副主任，青岛大学正大光明国际眼科研究中心秘书。山东省医院协会视光管理专业委员会委员，潍坊市医学会眼科学专业委员会青年学组委员兼秘书。瑞士 STAAR Surgical EVO ICL 手术医师认证专家，瑞士 EVO ICL Specialist 国际认证培训讲师，德国蔡司（ZEISS）全飞秒手术医师资格认证专家，《国际眼科杂志》审稿人。承担多项省、市级课题项目，曾获潍坊市科技进步奖。多次参加全国、全省眼科会议，并到复旦大学附属眼耳鼻喉科医院进修学习。主要致力于屈光不正的综合治疗，尤其对 ICL 手术、全飞秒激光手术、飞秒激光辅助下的准分子激光手术有丰富的临床经验和理论基础。

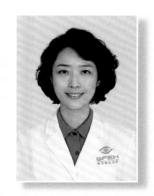

王锐 副主任医师，硕士研究生导师。正大光明眼科集团屈光事业部总监。山东省激光医学会眼科专业委员会委员，山东省医院协会视光管理专业委员会委员，潍坊市医学会眼科学专业委员会青年学组委员，潍坊市征兵工作先进个人。瑞士 STAAR Surgical EVO ICL 手术医师认证专家，瑞士 EVO ICL Specialist 国际认证培训讲师，德国 ZEISS 全飞秒手术医师资格认证专家，蔡司屈光教育学院专家委员会委员。承担多项省、市级课题项目，曾获潍坊市科技进步奖。于山东省内率先提出"屈光手术患者教育沟通"的概念，并受邀在亚太地区屈光与白内障用户会中分享患教经验。先后到新加坡国立眼科中心、泰国曼谷 TRSC 眼科中心、复旦大学附属眼耳鼻喉科医院、天津眼科医院等多家国内外知名医院学习。主要致力于屈光不正的综合治疗，尤其对全飞秒激光手术、飞秒激光辅助下的准分子激光手术以及 ICL 手术有丰富的临床经验和理论基础。

主审简介

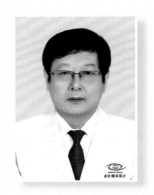

张浩润 教授，主任医师，硕士研究生导师。正大光明眼科集团副董事长、首席屈光手术专家。山东省医院协会视光管理专业委员会副主任委员，潍坊市医学会眼科学专业委员会副主任委员，潍坊市医师协会眼科管理委员会副主任委员。瑞士 STAAR Surgical EVO ICL 手术医师认证专家，德国 ZEISS 全飞秒手术医师资格认证专家，美国视光学会主办的《视光学与视觉科学杂志（中文版）》（*Optometry and Vision Science*）编委。具有数万例屈光手术及白内障手术经验，同时有上千例角膜移植手术的临床经验。在山东省内率先应用 "Zeiss VisuMax" 飞秒激光小切口角膜基质透镜取出术（small incision lenticule extraction，SMILE）矫治近视，使激光手术进入无瓣、微创时代，带领团队获得 SMILE 手术质量贡献奖。在山东省内率先开展 EVO ICL（V4c）和 EVO+ ICL（V5）手术，在欧洲白内障屈光手术眼科协会年会（ESCRS）上获得 ICL 手术突破奖。2018 年，在山东省内率先开展有晶体眼后房屈光晶体（posterior chamber phakic refractive lens，PC-PRL）植入术，将可被矫正的视力范围扩大到3000度。主持省、市级课题十余项，获得科技进步奖多项，在眼科专业杂志发表论文四十余篇。

序一

爱惜乐（ICL）

正大光明眼科集团的一群青年才俊，凝神聚力、耗尽心血，将自己对 ICL 的认识和实践经验进行了总结，找我作序，不胜惶恐，深怕德不配位。再三拖延，被划下"deadline"。

人类从将戴上眼镜作为一种有学问、进步的象征，到渴望摘掉眼镜，这是一种返朴，而其中的潜意识或许是追求一种安全感。我曾经看过一部南斯拉夫的电影——《桥》，电影中，一位让人非常喜爱的士兵因跌倒摔坏了眼镜，看不清楚而壮烈牺牲。这个情节久久刺激着我的大脑，我恨不得冲上去把眼镜捡给他，把他拉回来。现在，随着屈光手术的发展，人们终于可以摆脱眼镜了。

作为一名曾经较早实施过屈光手术的眼科大夫，我对 ICL 手术的效果和安全性有着较高的认可。曾经有朋友问我，这种手术将来是否有什么并发症，我告诉他，将来有什么并发症我很难预知，但起码现在手术是通过安全认证的，至于你是否选择它，就看你想活在哪个时段了。

我的同事们以他（她）们博大、诚实的胸怀，毫不保留地介绍了 ICL 认知与医患沟通、ICL 围手术期与术后随访、ICL 病例示教甚至发生意外的病例，还展示了 ICL 手术视频，为医者和患者提供了很好的常识和经验。同时我也深知，作者们在他（她）们的日常工作、写作中都遇到了各种困难、挫折，但他（她）们都顽强、倔犟地一路走来，他（她）们完美地诠释了巴尔扎克的名言："挫折和不幸，是天才的晋身之阶，信徒的洗礼之水，能人的无价之宝，弱者的无底之渊。"

我代表有志于此术的医者和有求于此术的人士感谢他（她）们，ICL 的谐音：爱惜视力则快乐！

黄旭东

2022 年 4 月

序二

　　自2010年至今，我进行ICL手术已经十余年了，从最初忐忑不安地开展手术到现在从容应对各种情况，从对手术效果怀有顾虑和置疑到习惯于ICL带来的惊喜，我经历了学习、摸索与创新之路。正因如此，我深知在开展手术之初会遇到的困难与困惑，如何让更多的医院和医生顺利地开展ICL手术，更好地服务于广大患者，做到术前个性化设计手术方案，术中精益求精于每个操作，术后定期随访观察，是我们编撰此书的初衷。希望通过此书可以搭建一个与同行交流的平台，互通有无，不断探索、总结、更新，让更多近视患者获得更安全、更稳定的效果。

　　本书有我们团队十余年的经验积累，以《中国有晶状体眼后房型人工晶状体植入术专家共识（2019年）》为依据，借鉴国内外相关书籍和资料编撰而成，从ICL的发展历史、手术全程患教沟通，到围手术期各个细节，再用病例呈现手术设计思路与思考，从细微之处着手，旨在更加明确地向读者展现与ICL手术相关的方方面面，我相信它一定会在实际工作中为即将开展或刚刚开展ICL手术的医师提供重要的参考。

　　最后，感谢罗岩教授及正大光明眼科集团屈光团队所有为此书付出辛勤汗水的伙伴们。"行之力则知愈进，知之深则行愈达"，希望每一位眼科人在播撒光明与爱的路上越走越远。

张浩润

2022年1月

前言

有晶状体眼后房型人工晶状体植入术（ICL 植入术）是一种高端安全的近视矫正方案，可以矫正 –18.00 ～ –0.50 D 的近视及 6.00 D 以内的散光。ICL 植入术是"加法"的近视矫正方式，无须去除角膜组织，不改变眼球的生理结构，微创可逆，已被越来越多的医生和患者所接受。ICL 自 2006 年进入中国，经过十几年的稳健发展，大量的循证医学证据证明了 ICL 植入术具有良好的安全性、有效性、稳定性及可预测性。

我对 ICL 情有独钟。2011 年初识 ICL，开始学习 ICL 患者的筛选、术前测量、围手术期患者管理等。从起初学习白到白测量，再到关注角到角与沟到沟，再到关注使用超声生物显微镜（UBM）测量睫状沟的形态和晶状体厚度及矢高在 ICL 尺寸选择中的作用和对拱高的影响；从双切口到单切口 ICL 植入手术；从 V4 到 V4c，再到 V5，转眼已过十年。随着 ICL 的不断演变、进化、提高，EVO ICL 全流程的各个环节也在不断发展，许许多多的医生不断探索，希望将来更多的同道可以应用这项技术帮助到更多有需求的人。十年成长之路，感谢 ICL 相伴。ICL 之恋，偶尔是困惑、纠结、揪着心，更多的是惊喜、自信、有所期待，恰如"曲径通幽处，禅房花木深"，如此清幽，使人摒弃杂念，豁然开朗。

本书聚焦 EVO ICL 手术，以图文并茂的形式呈现给读者。本书包含 ICL 植入手术开展过程中的医患沟通与围手术期患者管理、ICL 手术适应证及术前检查、ICL 计算与订购、ICL 围手术期规范与流程、术后随访及特殊病例的观察与思考。本书是我们正大光明眼科集团屈光团队自开展 ICL 以来的经验概括和总结，衷心祝愿本书能在 EVO ICL 的开展上对同道们有所帮助。

我要特别感谢张浩润教授及我们的团队成员，这是一个有热情又追求进步的集体，使我们在开展 ICL 这个项目过程中可以齐心协力，同舟共济。感谢周行涛教授、王晓瑛教授、于志强教授、罗岩教授等在我学习 ICL 手术的过程中给予的指导与帮助。感谢刘磊教授在 ICL 医患沟通环节给予的指导与帮助。感谢我的每一位患者，给予我每一个探索和进步的机会。

书中有部分术语、公司名称以及产品名称目前尚无规范统一的中文翻译，为了业内人员理解方便，仍然保留了原语言形式。本书仅为抛砖引玉，由于撰写时间紧迫，再加上笔者对 EVO ICL 的认识仍存在不足，书中难免存在不完善的地方，还望读者海涵。也恳请各位读者批评指正，不吝赐教。真心期待更多同道加入 ICL 的行列，促进 EVO ICL 更上一层楼。

付梦军

2022 年 1 月

目　录

第一章　ICL 认知与医患沟通

第二章　ICL 围手术期与术后随访

第三章　ICL 病例示教与分析

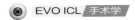
第四章　ICL 手术视频及社教视频

缩略词表

参考文献

ICL 认知与医患沟通

ICL cognition and communication between doctors and patients

第一节　ICL 的发展历史

有晶状体眼屈光性人工晶状体植入术是将一种特制的人工晶状体植入患者眼球内，达到矫正屈光不正的目的。手术不切削角膜组织，也无须摘掉原有的晶状体，因此保留了眼球生理结构的完整性和晶状体的调节功能，已经获得大多数屈光医生的高度认可。根据眼球的情况和人工晶状体安装的位置，人工晶状体分为虹膜夹持型前房人工晶状体、房角支撑型前房人工晶状体和后房型人工晶状体。

ICL 的英文全称为"implantable collamer lens"，又叫可植入式隐形眼镜或晶体眼镜，它是一种最新的、可植入式的人工晶状体。ICL 植入术无须切削角膜，仅需将人工晶状体植入眼内就可以获得良好的视力，具有微创、可预测性和稳定性好、生物组织相容性好和视觉质量优等优点，且恢复时间短，人工晶状体容易取出及更换。

ICL 发展至今已有 30 多年的历史。1986 年，S. N. Fyodorov 教授发明了"领口扣型"屈光人工晶状体，晶状体为单片设计，中心在虹膜平面，部分植入后房（见图 1-1）。1991 年，S. N. Fyodorov 教授植入了该人工晶状体。

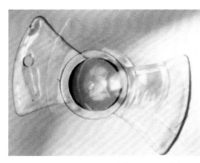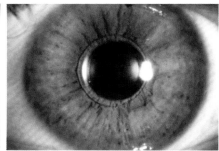

图 1-1　"领口扣型"屈光晶状体

1993 年，意大利 Pesando 医生与维也纳 Skorpik 教授同时在西方国家开展了 ICL 第一代产品的植入手术。同年 12 月，Zaldivar 医生在阿根廷开始大规模开展 ICL 植入手术。自 1993 年以来，经过数十年的研发和改进，ICL 经过了六代更新。1997 年，ICL 通过欧洲统一（Conformite European，CE）认证，并在欧洲推广应用第四代 ICL（V4）。2005 年，V4 正式在美国使用。2006 年，V4 通过中国食品药品监督管理总局（China Food and Drug Administration，CFDA）认证，在中国被正式广泛应用于临床（见图 1-2）。目前，我们临床上广泛使用的是第五代中央孔型的 ICL（V4c）（见图 1-3）。V4c 于 2011年在欧洲被正式批准使用，于 2014 年在中国通过 CFDA 的认证，获得正式批准使用。与前几代 ICL 相比，V4c 最大的改变就是在晶状体中心有 1 个直径360 μm 的中央孔，房水可以通过中央孔从瞳孔区自然流入前房，使得房水循环更符合生理状态，避免了以往 ICL 植入手术所需的虹膜周切术，从而避免了因虹膜周切引起的一过性眼压升高、眼疼、视物模糊、漏光、眼心反射及眼胃肠道反射等一系列问题。同时，V4c 在光学区的周边部还有两个直径 360 μm 的孔，为房水的流通提供了更大的空间，进一步降低了术后眼压升高的风险，提高了手术的安全性。V4c 仍然是用胶原聚合物（Collamer）材料制成，为矩形、可折叠、单片式、四襻人工晶状体，可通过 2.6 ~ 3.2 mm 的角膜缘切口植入眼内。2016 年，ICL 更 名 为 EVO ICL（evolution implantable collamer lens）。2022 年 3月，EVO ICL 获得美国食品药品监督管理局（FDA）批准，正式开启在美国的临床应用。根据人工晶状体总长度不同，EVO ICL 的型号有 12.1 mm、12.6 mm、13.2 mm、13.7 mm 型。屈光度可矫正的球镜范围为 –18.00 ~ –0.50 D，可矫正的柱镜范围为 0.50 ~ 6.00 D。根据屈光度的不同，EVO ICL 光学区直径为4.9 ~ 5.8 mm（见图 1–3）。

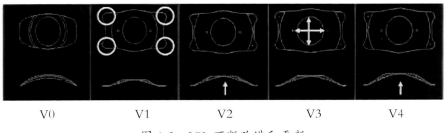

图 1-2　ICL 不断改进和更新

注：V0 是一个曲面、一片式、平板式晶状体，V1 在晶状体的四个襻做了改进，V2 增加了晶状体的拱高和标记点，V3 增大了晶状体的光学区，V4 增加了晶状体的拱高和曲率。

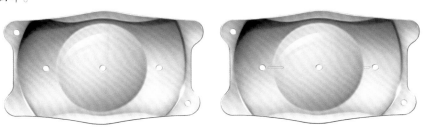

图 1-3　EVO ICL 的模式图

最新一代的 EVO + ICL（V5）已经在欧洲上市，中国海南博鳌乐城国际医疗先行区也在使用 V5 开展临床手术。2022 年 3 月，V5 获得美国 FDA 批准，正式在美国应用于临床。V5 在 EVO ICL 晶体的基础上，光学区直径进一步扩大到 5.0 ~ 6.1 mm（见表 1-1）。另外，用于矫正老视和增效手术的 EVO Viva™（V6）也即将上市。

表 1-1　V4c 与 V5 的光学区

屈光度 / D	V4c 光学区 / mm	V5 光学区 / mm	在角膜平面的光学区 / mm
−0.50 ~ −9.00	5.8	6.1	7.6
−9.50 ~ −10.00	5.5	5.9 ~ 6.1	7.4 ~ 7.6
−10.50 ~ −12.50	5.3	5.3 ~ 5.8	6.6 ~ 7.3
−13.00 ~ −14.00	4.9	5.0 ~ 5.2	6.3 ~ 6.5
−14.50 ~ −18.00	4.9	N/A	6.1
+0.50 ~ +10.00	5.8	N/A	7.3

注：V5 进一步增大了晶状体的光学区；N/A（Not Applicable）表示"不适用"，说明 V5 目前尚没有这个度数的晶状体。

第二节　ICL 手术全程医患沟通

医患沟通是对医疗信息进行有效传递的过程，具有双向性。通过沟通，医患双方都能更充分地表达对医疗活动的理解、意愿和要求。良好的沟通是手术的软实力，是医疗服务的开始，并贯穿整个医疗活动过程中。良好的沟通还可以让患者更理智地接受手术，沟通与手术效果相互支撑，可以让治疗的过程更加顺畅。

ICL 手术的医患沟通贯穿初次就诊、术前检查、围手术期管理、术后跟踪随访的全过程。在医患沟通的过程中，医生既要保证科学真诚又要留有余地，用通俗易懂的语言，客观地介绍 ICL 手术的优势、手术前后注意事项及手术可能的相关并发症等。

一、初次就诊的沟通

ICL 手术作为屈光手术矫正的方法之一，以往被认为是矫正高度近视及超高度近视的主流手术。近年来，随着 ICL 手术技术及对 ICL 手术认知的提高，ICL 手术在中低度近视的矫正中也得到了较好的开展。

对于初次就诊的患者，在沟通交流的时候要充分了解其戴镜情况、用眼习惯、眼睛情况、对屈光手术的期望值及预算，并有针对性地进行介绍。因为初次就诊的患者对 ICL 手术的了解程度和认识水平不同，需要我们采取有针对性的沟通，打消他们的疑虑，从而更好地接受 ICL 手术。

（一）对基本人群讲故事

基本人群往往对 ICL 手术没有深入的了解，也有一部分人原本想通过激光手术摘掉眼镜，经过全面检查后发现不适合采用激光手术，医生推荐其选择 ICL 手术。该类人群需要我们耐心讲解关于 ICL 的故事（见表 1-2）。

表 1-2　病例 1：患者女，33 岁，因"双眼视物不清"来诊

检查项目	右眼（OD）	左眼（OS）
最佳矫正视力（BCVA）	0.2	0.2
医学验光	$-20.00/-1.75 \times 30$	$-20.50/-2.00 \times 170$
眼压（IOP）/ mmHg	15	14
眼轴长度（AL）/ mm	30.88	30.50
前房深度（ACD）/ mm	2.84	2.79
白到白距离（WTW）/ mm	11.1	11.1

1.病例的特点

（1）超高度近视。

（2）矫正视力差。

（3）有强烈脱镜和提高视力的需求。

（4）对 ICL 没有了解。

2.医患沟通的要点

（1）ICL 手术是一种高端的近视矫正方案，是"加法"的矫正方法。

（2）ICL 非常柔软。ICL 植入在虹膜后面与晶状体前面的后房中。

（3）手术微创，只需要通过 2.6 ~ 3.2 mm 的小切口将 ICL 植入，即可获得高清视力。

（4）手术时间短，仅需要 5 分钟，术中没有疼痛的感觉，术后恢复快，

第二天就可以正常工作、生活和学习。

（5）ICL矫正范围广，可以矫正1800度以内的近视及600度以内的散光。

（6）ICL源自瑞士，安全可逆。ICL取出后不会对眼睛造成额外的损伤。

（7）讲故事，举例子：

1）用身边的故事和事实案例，增加患者对ICL手术的信心。举例："我们在日常的临床工作中经常遇见像您这样超高度近视的患者，其中也有一部分人通过ICL手术获得了高清视力。"

2）循证医学的证据也证明了ICL手术具有较好的安全性、稳定性和可预测性。

通过沟通，患者及家属表示理解，并愿意接受ICL手术。

完善相关辅助检查，双眼植入 VICMO 12.1 –18.00 D 晶状体，取得满意效果（见表1-3、图1-4、图1-5）。

表1-3　病例1：术后随访

相关检查	OD	OS
裸眼视力（UCVA）	0.3	0.4
BCVA	0.4	0.5
电脑验光	$-2.00/-2.00 \times 30$	$-2.50/-1.00 \times 150$
拱高 / μm	390	420

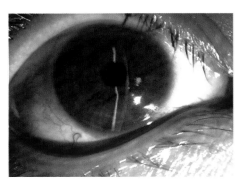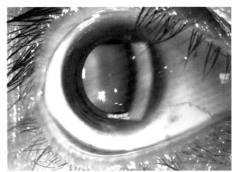

图1-4　病例1：ICL植入术后眼前段照相

注：角膜透明，前房深度适中，瞳孔圆。散瞳后见ICL透明位正，V4c中央孔清晰可见。

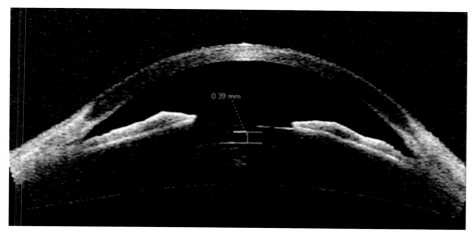

图 1-5 病例 1：ICL 植入术后眼前节 OCT 检查

注：拱高为 390 μm。

（二）对研究型人群讲数据

研究型人群会通过网络、视频等自媒体对 ICL 手术进行了解，但往往知识结构不全面，甚至有些偏颇。对于这类人群，我们在进行术前沟通与交流时需要用确切的数据，摆事实，讲道理（见表 1-4）。

表 1-4 病例 2：患者男，21 岁，因"双眼视物不清"来诊

检查项目	OD	OS
BCVA	1.2	1.2
医学验光	$-8.25/-0.50 \times 15$	$-8.50/-0.50 \times 5$
IOP/ mmHg	17	17
中央角膜厚度（CCT）/ μm	556	562
AL/ mm	26.88	26.50
ACD/ mm	3.45	3.38
WTW/ mm	11.7	11.7

1.病例的特点

（1）高度近视。

（2）观望多年，了解多种手术方式。

（3）有强烈脱镜的愿望。

（4）认为 V4c 发展时间过短，技术不成熟。

2. 医患沟通的要点

（1）ICL 手术在全球开展已经超过 30 年，有 75 个国家和地区在使用 ICL，全球范围内有 200 多万片 ICL 植入患者眼内，其中包括 150 万多片新一代植入式晶状体 EVO ICL（V4c），其安全性和有效性得到了广泛的证实。ICL 引入中国已经有十几年，超过 600 家医院在开展 ICL 手术。

（2）V4c 是屈光技术领域的突破，晶状体中央 360 μm 的中央孔使得房水流通更自然，更加符合眼睛的生理状态。

（3）与激光手术相比，ICL 手术不切削角膜，具有更好的可预测性及稳定性；夜间条件下模拟发现，ICL 手术具有更优的视力和对比敏感度。

（4）ICL 手术具有较好的有效性。ICL 术后 5 年的随访中，安全性指数为 1.15。

（5）临床报道中，ICL 术后患者满意度高达 99.4%。

（三）对纠结型人群讲原理

纠结型人群往往因为对 ICL 了解不足而对治疗没有足够的信心，存在一些顾虑，我们需要在沟通中挖痛点，针对性地解答患者的疑虑，但一定把握好客观公正的态度，不能夸大 ICL 手术的优势，也不能不谈 ICL 手术存在的潜在风险。

另外，对于纠结型人群，我们要给予患者一定考虑和纠结的时间，不能急于求成。

（四）对观望型人群讲优势

观望型人群一般是非刚需的人群，摘镜的愿望也不是十分迫切，但生活中偶尔也会觉得戴着眼镜有诸多困扰。这类人群，往往需要触发点，我们找到可以与他共情的地方，就有可能完成转化。

我们可以邀请这些人参加患教活动、社教活动、手术直播揭秘、科普讲堂等医患交流的活动，在结伴而行或寓教于乐中使其对 ICL 手术有直观的、更深切的认识，进一步更加从容和理性地选择 ICL 手术。

（五）中低度近视，ICL 手术也同样优秀

因为 ICL 手术可矫正的屈光度范围广，以往 ICL 手术被认为是矫正高度近视及超高度近视的主流手术方式，但 ICL 手术绝不是备胎，而是与激光手术并存的一种屈光矫正办法。有文献报道，ICL 手术在中低度近视中也同样具有较好的安全性、稳定性及有效性（见表 1-5、图 1-6）。

表 1-5 病例 3：患者男，25 岁，因"双眼视力下降 10 年"来诊

检查项目	OD	OS
BCVA	1.0	1.0
医学验光	−4.75	−4.25
IOP/ mmHg	15	15
CCT/ μm	469	468
AL/ mm	25.58	25.43
ACD/ mm	3.56	3.50
WTW/ mm	12.0	12.0

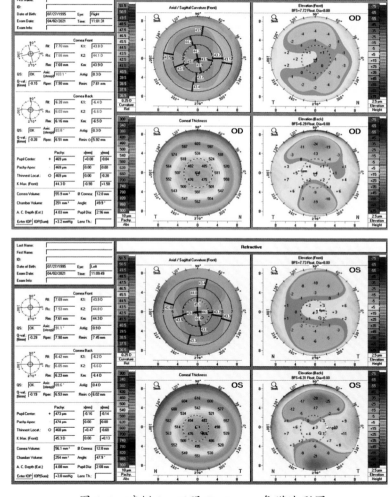

图 1-6 病例 3：双眼 Pentacam 角膜地形图

1. 病例的特点

（1）中度近视。

（2）有强烈脱镜的愿望，没有征兵、军校、警校等体检的需求。

（3）想通过激光治疗摘镜，对 ICL 手术没有了解。

2. 医患沟通的要点

（1）激光治疗和 ICL 手术都是安全有效的近视矫治方法。

（2）激光治疗是通过激光作用于角膜平面，切削一定厚度的角膜组织，使得角膜变薄变平，达到矫正近视的目的；ICL 植入术是"加法"手术，不切削角膜组织，通过微创切口将 ICL 植入眼内，对角膜没有损伤且不受角膜厚度限制。

（3）手术时间短，恢复快，安全无痛。

通过沟通与交流，患者及家属表示理解，并愿意接受 ICL 植入术。

完善相关辅助检查，双眼植入 VICMO13.2 –5.50 D 晶状体，取得满意效果（见表 1-6、图 1-7）。

表 1-6　病例 3：术后随访

检查项目	OD	OS
UCVA	1.2	1.2
电脑验光	−0.25 × 79	+0.25/−0.50 × 162
眼压 / mmHg	16	15
拱高 / μm	675	595

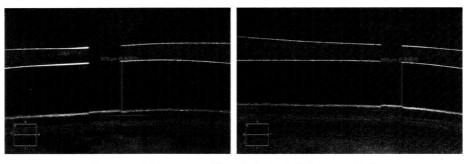

图 1-7　病例 3：ICL 植入手术后眼前节 OCT 检查

STAAR Surgical 公司还为医生和近视患者提供了一些辅助的患教工具，如视觉图片、摘镜故事、短视频、宣传手册及眼球模型等，可以通过 EVO ICL

官方网站（www.evoicl.cn）、EVO ICL 官方微信公众号、EVO ICL 微信小程序、EVO ICL 市场物料百度云盘共享平台等途径获得。

二、围手术期的沟通

围手术期是围绕手术的一个全过程，从患者决定接受手术开始到手术治疗直至康复，包含手术前、手术中及手术后的一段时间，具体是指从确定手术治疗直到与这次手术有关的治疗基本结束。

围手术期沟通的目的：①精细实施，优化手术流程；②综合防治，保障手术安全；③环环相扣，提高患者满意度。

（一）术前检查的沟通

ICL 植入手术是将 ICL 植入到后房内，植入的位置在虹膜和自身晶状体之间。它保留了人体自身的晶状体，不改变眼球的形状，同时又可以避免对角膜内皮细胞和房角造成损伤，所以被越来越多的医生和患者接受。与其他的屈光矫正手术一样，ICL 植入手术需要经过全面详细的术前检查，才能够充分地判断患者是否适合手术及手术后的效果如何。

术前筛选和评估主要包括：①了解患者摘镜的目的及用眼习惯（从事的工作、对远近视力的要求等）。②完善相关检查，为患者建立合理的手术预期。③进行个性化屈光度设计。④评估精神状态，是否有焦虑、抑郁等心理精神问题。

ICL 术前检查相对复杂，常规的检查包括询问眼科病史、裸眼视力、最佳矫正视力、医学验光、散瞳验光、眼前节和眼底检查、眼压检查、Pentacam 检查、IOL Master 检查、OCT 检查、UBM 检查、角膜内皮细胞计数检查、欧堡眼底检查、角膜水平直径检查（白到白距离）、眼轴长度测量等。

对于特殊患者，需根据临床检查的情况，相应地补充辅助检查，如视野检查、视神经纤维层厚度检查、前房角镜检查等。

准确和稳定的屈光状态是非常关键的，对于配戴隐形眼镜的近视患者，在检查之前一定提前做好沟通。一般情况下，戴软性隐形眼镜者停戴 1 周或更长时间；戴美瞳者停戴 2 周或更长时间；戴硬性透氧性角膜接触镜（rigid gas permeable，RGP）者停戴 3 周或更长时间；戴角膜塑形镜（OK 镜）者停戴 3 个月或更长时间。

高度近视的患者需要特别重视眼底、眼压、视神经、视野等检查。

建议患者在 ICL 术前检查时合理地规划好自己的时间，耐心配合。

完成全面详细的 ICL 术前检查后，登录 OCOS 网站进行 ICL 的线上计算和订购。

术前沟通主要包括：①当 ICL 计算和订购完成后，需要给予患者及时反馈，告知患者 ICL 预计到院的时间。②答疑解惑，让患者知情同意，与患者沟通到院后的流程、手术的安排、手术中的配合及注意事项、术后早期的观察及术后规律的随访。③告知患者术前注意事项：术前 3 天应用抗生素滴眼液；术前 1 天进行个人卫生清洁，包括洗头、洗澡、修剪指甲等，避免饮酒和熬夜；手术当天，术前不能化妆，避免感染等。

注意：围手术期需要在每一个时间节点明确告知患者注意事项。良好的沟通可以使治疗过程更加顺畅，也可以使患者更好地配合治疗，提高患者的就诊体验和满意度。

（二）手术后的沟通

ICL 植入手术的完成并不是治疗的结束，而是术后随访的开始。手术后需嘱咐患者按时点眼，定期复诊，预防高眼压、感染等并发症的发生。术后早期主要观察眼压、ICL 的位置及拱高的大小。如果术后早期随访，拱高过高或过低，或是 ICL 与眼睛的配适度差，一定实事求是地告知患者，并积极对症处理。ICL 术后晚期需要注意的是散光矫正型人工晶状体的旋转，拱高有无逐渐降低等。对于高度近视的患者，需定期随访眼底等。

ICL 围手术期与术后随访

Perioperative and postoperative
follow-up of ICL

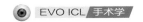

第一节　术前检查及相关设备

一、病史询问

全面详细的病史询问有助于根据患者的情况个性化地进行手术设计。

病史询问的主要内容包括职业、用眼习惯、眼部疾病史及手术史、全身疾病史、手术史、外伤史、家族史（近视、青光眼等遗传性疾病）、长期服药史（抗焦虑、抗抑郁药物等）、眼镜配戴情况、角膜接触镜配戴史（软性、硬性）、电子产品使用时间、两年内度数增长情况等。

二、眼部检查

（一）眼前节检查

裂隙灯下检查眼睑有无明显内外翻、倒睫，结膜有无结石、滤泡、充血、出血，角膜有无云翳、斑翳、白斑，有无圆锥角膜、角膜营养不良的体征，观察角膜缘新生血管情况，初步评估前房深度、瞳孔大小、瞳孔对光反应、虹膜颜色、晶状体透明度。

注意：散瞳后需再次确认晶状体透明度，尤其是周边部及后囊下有无混浊。如果有阳性体征，术前需在病例中一一标记并告知患者。

（二）眼后节检查

散瞳后使用前置镜或三面镜检查玻璃体及眼底情况，观察视盘形态、杯盘比（C/D），尤其注意视网膜周边部有无变性区、视网膜裂孔甚至是局限性视网膜脱离，必要时需先行视网膜激光光凝治疗，复查后再进行手术。

其他眼底检查需要依靠辅助检查设备，如眼底光学相干断层成像仪（OCT）、欧堡超广角眼底照相（SLO）等。

（三）其他检查

其他检查包括眼压检查、干眼相关检查（BUT、Schirmer 检查、干眼综合分析等）。

三、屈光检查

对于 ICL 手术，屈光度的把握尤为重要。一般采用电脑验光、医学验光、散瞳验光相结合的方式来确认屈光度，同时还要结合患者的年龄、用眼习惯、日常配戴眼镜的度数等进行屈光度的选择和订片处方的确定。对于屈光度变化大的患者，需要进行复光或者视觉训练后复光再确定。

除了屈光度检查外，还需要进一步完善的检查包括裸眼视力、戴镜视力（患者日常配戴的眼镜）、最佳矫正视力、主视眼、眼位、立体视、调节功能等。

注意：

（1）原则：要足矫勿过矫；对于散光度数低的患者，需要检查其不加散光度数时的最佳矫正视力，而不是直接做散光的等效球镜。

（2）38 岁以上患者需要检查近用附加度（ADD）。

（3）视功能：在验光时应兼顾视功能的检查，当出现调节或集合功能异常时，建议先行阶段性屈光矫正（框架眼镜）及正确的视功能训练，必要时辅以药物和棱镜治疗，从而获得更准确的术前验光数据以及术后满意的屈光状态。

四、辅助检查及相关设备

（一）ICL 测算相关参数

1. 角膜曲率

角膜曲率用于描述角膜的弯曲度，主要体现角膜散光，对于散光矫正型人工晶状体的选择具有参考意义。角膜曲率的表达：曲率半径（mm）和屈光度（D）。在常用的角膜曲率计中，屈光度 $=1.3375-1/r \times 1000$，这里的 1.3375 指的是模型眼的角膜屈光指数，因被广泛应用于角膜曲率计中，也有人称之为角膜曲率计指数，1 指的是空气的屈光指数，r 为曲率半径（mm），乘以 1000 是将曲率半径的单位换算为米。从公式中可以看出，这只是计算角膜前表面的屈光度，把角膜看作没有厚度的薄片，模拟标准的眼球，用角膜曲率计指数 1.3375 代表角膜真实的屈光指数 1.376 来评估角膜的屈光力。

自动曲率测量仪：测量范围局限于角膜前表面，即中央直径 3 mm 范围内相聚 90 度的 4 个点的角膜表面屈光力（见图 2-1）。

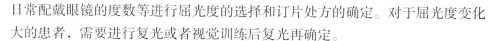

```
2021_10_14      AM 10:06
              NO.9246
    SN:4460217

KRT.DATA
<R>      D         MM       A
R1     42.87     7.87      13
R2     46.12     7.31      103
AVE    44.50     7.59

       CYL:     -3.25      13

<L>      D         MM       A
R1     43.37     7.78      158
R2     45.12     7.48      68
AVE    44.25     7.63

       CYL:     -1.75      158
```

图 2-1　TopconKR-1 自动曲率测量仪测量角膜曲率

角膜地形图：可以测量角膜中央直径 8 mm 范围内的角膜各径线屈光力（见图 2-2）。

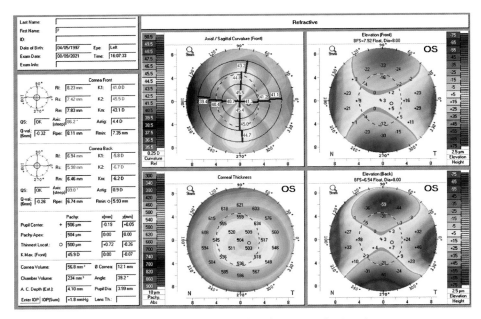

图 2-2　Pentacam 三维眼前节分析仪测量角膜屈光四图

2. 角膜内皮细胞

角膜内皮细胞计数仪可以观察角膜内皮细胞的大小、形态、细胞密度（见图 2-3）。根据 2019 年专家共识，角膜内皮细胞计数大于等于 2000 个 / mm²，细胞形态稳定，符合手术适应证。

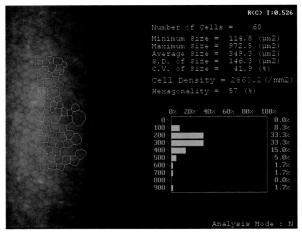

图 2-3　Topcon SP-3000P 角膜内皮计数仪
测量角膜内皮细胞图像

3. 角膜水平直径（white to white，WTW）

目前常规根据 WTW 来进行 ICL 尺寸的选择，因此 WTW 检查在术前检查中非常重要。但由于角巩膜缘宽度的个体差异较大，很难精确地测量 WTW，且易受检查者主观因素影响，必要时可以应用多种设备进行测量。以下设备可作为参考。

（1）眼用测量尺（双脚规）（见图 2-4）：手动测量，需要检查者有一定的经验积累，测量数据需多次测量取平均值，容易受人为因素影响。有条件的医院可以固定一名有经验的医生/技师进行测量。

（2）Pentacam 三维眼前节分析仪（见图 2-5）：通过虹膜图像的灰阶识别来实现 WTW 的测量，检查便捷，重复性好。

（3）Orbscan 角膜地形图系统（见图 2-6）：是 OCOS 网站最初 ICL 计算软件参考的 WTW 依据，比较可靠。但 Orbscan 系统仅包括角膜前后表面浮点图、曲率图、角膜厚度图，其获取角膜后表面高度值的方法是裂隙扫描，而角膜中央区是裂隙扫描的盲点，所以其结果存在一定的误差，易导致数据采集不全。

（4）Sirius 眼前节分析仪（见图 2-7）：可以测量 WTW 值。

（5）IOL Master 700（见图 2-8）：根据临床经验，测量 WTW 值偏大 0.3 ~ 0.5 mm。

综合几种 WTW 的测量方法，我们认为，IOL Master 700 测量值大于 Pentacam，Pentacam 测量值与 Sirius 测量值及眼用测量尺（双脚规）测量值相近，Orbscan 测量值最小。

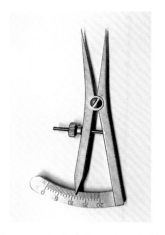
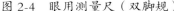

图 2-4　眼用测量尺（双脚规）

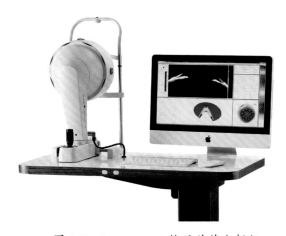

图 2-5　Pentacam 三维眼前节分析仪

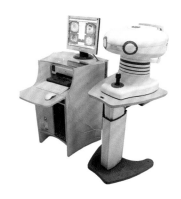

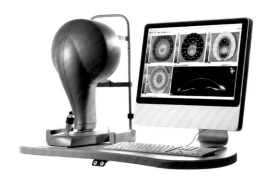

图 2-6　Orbscan 角膜地形图系统　　　图 2-7　Sirius 眼前节分析仪

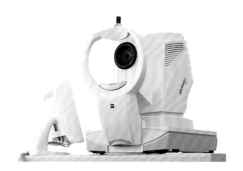

图 2-8　IOL Master 700

4.前房深度（anterior chamber depth，ACD）

此项参数影响 ICL 计算度数，因此在术前检查中非常重要。需要注意的是，ICL 计算所需要的 ACD 为角膜内皮面到晶状体前表面的距离。根据 2019 年专家共识，要求 ACD 大于等于 2.8 mm（屈光性后房型人工晶状体要求 ACD 大于等于 2.6 mm），房角开放。

实际的临床工作中，我们也遇到过 ACD 不足 2.8 mm 的患者，需要根据眼睛的其他参数综合考虑，术后需要更加密切地随访观察。目前，有多种仪器设备可以测量 ACD，需要根据每种设备的设置来进行判读。

（1）Pentacam：机器上可以设置是否包含角膜厚度，需要注意 ICL 计算所需的 ACD 不包含角膜厚度。

（2）UBM：测量结果受人为因素影响较大，结果的可信度与患者配合度、

医师 / 技师的操作有关。

（3）IOL Master 700：测量的 ACD 包含了角膜厚度，ICL 计算时需要注意。

5.超声生物显微镜（ultrasound biomicrosocopy，UBM）

UBM 是一种新型的眼科 B 超影像学检查，利用高频超声作为探测能源，可以在活体上观察角膜、虹膜、房角等眼前节结构以及睫状体及后房的形态，还可以检查有无虹膜囊肿、睫状体囊肿，检查并测量水平和垂直睫状沟直径（见图 2-9）。

在实际的临床观察中，通过 UBM 测量得到的睫状沟直径来选择 ICL 直径能获得更理想的拱高。随着 ICL 开展经验的积累，我们越来越多地关注睫状沟到睫状沟间距（sulcus to sulcus，STS）、睫状沟的形态和宽度、睫状突的形态和大小、有无睫状体囊肿以及囊肿的大小和位置等。这些指标对于 ICL 手术设计和 ICL 型号的选择起到了重要的作用，具体 UBM 影像学特征可参考《EVO ICL 个性化设计精粹》。

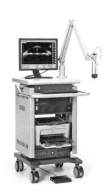 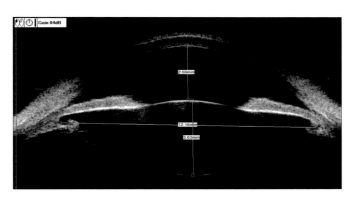

图 2-9　索维 SUOER SW-3200L 全景超声生物显微镜（UBM）
及 UBM 检查睫状沟影像（垂直位）

（二）其他检查

1.暗室瞳孔直径

暗室瞳孔直径可预测患者术后夜间视力以及暗环境下拱高的变化。

（1）NIDEK 验光仪：操作简单，需要手动标记瞳孔的边缘，测量结果受人为因素影响，可多次测量取平均值。测量暗瞳直径时，需要选择"LAMP OFF"选项。

（2）Sirius 眼前节分析仪：可以获得瞳孔的图像（见图 2-10）。

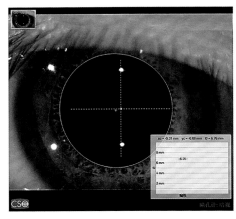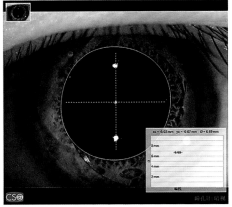

图 2-10　Sirius 眼前节分析仪测量暗瞳

2.角膜厚度

此项指标对于 ICL 手术影响较小,测量角膜厚度可以使用的设备包括 A 超、角膜地形图、前节 OCT、IOL Master、角膜内皮镜等仪器。

3.角膜地形图

目前,可以获得角膜地形图的仪器较多,一般采用 Pentacam 三维眼前节分析仪,可以筛查出早期圆锥角膜,也可以反映出角膜的散光。

4.眼轴长度

IOL Master 700 可以测量 ICL 术前及术后的眼轴长度。

5.光学相干断层扫描(optical coherence tomography, OCT)

建议将 OCT 检查作为 ICL 术前常规检查,主要观察有无黄斑水肿、视网膜劈裂、脉络膜新生血管等。将视网膜神经纤维层(retinal nerve fiber layer, RNFL)检查作为选择性检查,用于评估视神经功能。

OCT 通过采用密集的扫描模式生成数据,具有无创伤、超广角、扫描速度快、图像分辨率高、操作便捷、可重复性好等特点,也可应用于 ICL 术后拱高的测量(见图 2-11)。

德国海德堡 SPECTRALIS OCT(见图 2-12)是目前全球先进的眼底断层成像设备,可以对眼底黄斑区、视盘部、脉络膜等组织进行高分辨率的断层扫描成像。该仪器采用先进的实时眼球追踪技术(eye-tracking)和实时叠加降噪技术(ART),有力地保证了扫描的精确度和成像的清晰度。

6.欧堡超广角眼底照相

欧堡超广角眼底照相的扫描范围广,可以观察到视网膜周边部,可用于 ICL 术前眼底的筛查,可整体观察视网膜情况(见图 2-13)。

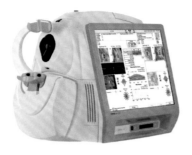 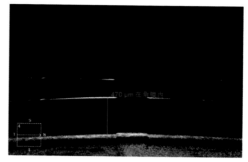

图 2-11 蔡司 CIRRUS HD-OCT 及其测量 ICL 植入术后的拱高

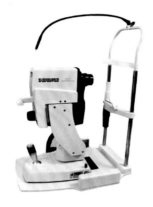 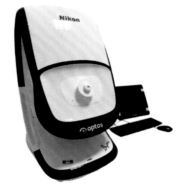

图 2-12 海德堡 SPECTRALIS OCT 　　图 2-13 欧堡超广角眼底照相机

五、ICL 手术的适应证及禁忌证

（一）ICL 手术的适应证（2019 年专家共识）

（1）患者本人有通过 ICL 改善屈光状态的愿望，对手术疗效具有合理的期望值。

（2）年龄：21 ～ 45 岁（说明书），《中国有晶状体眼后房型人工晶状体植入术专家共识（2019 年）》推荐的年龄范围是 18 ～ 45 岁。

注意：超出此年龄范围者，若有择业要求、高度屈光参差、角膜疾病等需行 ICL 手术治疗的，须酌情而定。术前在充分沟通的基础上，患者本人或法定授权代理人写申请书并签署知情同意书。

（3）近视眼或者合并散光，有自身晶状体的患者。

ICL 植入手术为 –10.00 D 及以上高度近视眼患者的首选矫正方式，中低度近视眼患者酌情选择。一般要求屈光度数相对稳定，即连续 2 年，每年屈光度数变化小于等于 0.50 D。

（4）角膜内皮细胞计数大于等于 2000 个 / mm^2，细胞形态稳定。

（5）一般要求前房深度大于等于 2.8 mm（屈光性后房型人工晶状体要求前房深度大于等于 2.6 mm），房角开放。

（6）无其他明显影响视力的眼部疾病和（或）影响手术恢复的全身器质性病变。

（二）ICL 手术的禁忌证（2019 年专家共识）

1. 绝对禁忌证

存在下列情况中任何一项者，不能接受手术。

（1）圆锥角膜或其他角膜扩张性变化处于未稳定状态。

（2）角膜内皮细胞计数低、角膜内皮营养不良及其他角膜病变。

（3）重度干眼症。

（4）活动性眼部病变或感染。

（5）严重的眼附属器病变，如眼睑缺损和变形、严重眼睑闭合不全。

（6）任一眼诊断为高眼压；原发性开角型或者闭角型青光眼；狭窄的前房角，如前房角镜检查确定为小于Ⅲ级；术眼患有白内障或对侧眼患有非创伤性白内障；明显影响视力的眼底疾病。

（7）严重焦虑、抑郁等心理、精神疾病。

（8）无法配合检查和手术的疾病，如癫痫、癔症等。

（9）严重甲状腺功能亢进及其他突眼且病情尚未稳定。

2. 相对禁忌证

（1）屈光度不稳定（2 年内度数变化大于等于 1.00 D）。

（2）影响散光矫正型人工晶状体定位的睫状体囊肿。

（3）经过治疗并稳定的眼底病变，如视网膜脱离、黄斑病变等。

（4）在术前视功能检查中发现视功能参数明显异常，包括调节、集合等影响手术效果的参数。

（5）妊娠期和产后哺乳期。

（6）存在全身结缔组织疾病或自身免疫性疾病，如系统性红斑狼疮、类风湿关节炎、多发性硬化等（经过相关专科医师评估后认为不影响手术及效果者除外）。

鉴于有晶状体眼后房型人工晶状体植入手术仍在不断地改进，有关适应证和禁忌证将随着认识的不断深入进一步得到调整、补充和完善。

第二节　ICL 计算与订购

一、核对数据并整合

在患者完善 ICL 术前检查后，需对所有检查结果进行整合、核对、评估，建议使用适合自己工作的表格进行 ICL 计算数据的整理。表 2-1 为我们团队使用的 ICL 计算数据汇总表，可作为参考。

表 2-1　ICL 计算数据汇总表

姓名：年 - 月 - 日 男 / 女		OD	OS
视光学检查	主视眼		
	UCVA		
	BCVA		
	电脑验光		
	医学验光		
	散瞳验光		
	戴镜度数		
辅助检查	眼压 / mmHg		
	K1		
	K2		
	ACD/ mm		
	WTW/ mm		
	STS / mm		
	眼轴 / mm		
	角膜内皮细胞计数 / （个 / mm^2）		
	CCT/ μm		
	其他		
屈光度设计及订片处方			
ICL 的型号及度数			

由于同一参数可以有多项设备进行测量，因此，我们需要在数据输入时将数据统一。一般角膜曲率、前房深度我们选取 Pentacam 提供的检查数值（注意：前房深度为不包含角膜厚度的数值）。角膜直径我们一般有三项数据参考，分别为眼用测量尺（双脚规）手动测量的 WTW、Pentacam 提供的 WTW、IOL Master 700

测量的 WTW。综合考虑这三项数据，对于选择人工晶状体型号有重要的参考意义。

事实上，在整理数据的过程中，我们又一次对整个病例的参数进行了回顾，同时也再一次对患者的检查结果进行了评估，这更有利于手术适应证的把握。

在核对数据完毕后，就可以使用 OCOS 在线计算与人工晶状体选择网站（https://evo-ocos.staarag.ch/live/）进行 ICL 的计算。

二、ICL 的选择与订购

（一）数据录入（见图 2-14）

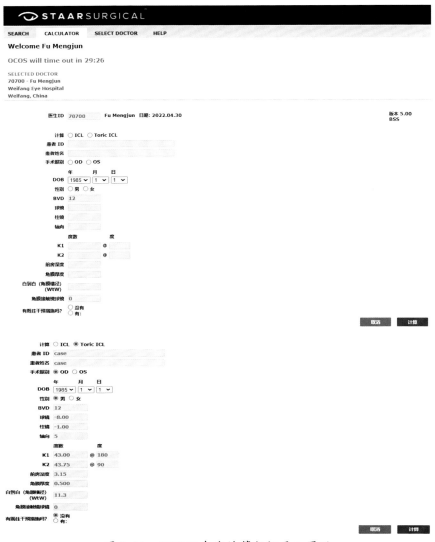

图 2-14　OCOS 在线计算数据录入界面

该页面就是 OCOS 在线计算与 ICL 选择的界面，接下来就可以按照表格中的数据逐项输入，在这里需要注意以下几点：

（1）球镜与柱镜的数据录入时注意"+""–"号。

（2）镜眼距（BVD）：指框架镜后表面到角膜前表面的距离。屈光度越高，BVD 对结果的影响越大。一般情况下将 BVD 设定为 12，在验光时尽量保证 BVD 在 12，以避免误差。有特殊需要时可以对 BVD 进行调整。

（3）当光标放在每一个数据框中时，右侧都会出来相应的提醒、数据输入范围以及单位等信息。初学者需要关注一下，每一项数据的变化都有可能影响 ICL 最终的选择。

若填写的数据超出适应证范围，会有弹窗提醒，如年龄、前房深度超出适应证范围、散光高于 1.0 D 时按照 ICL 计算方式计算等（见图 2-15）。

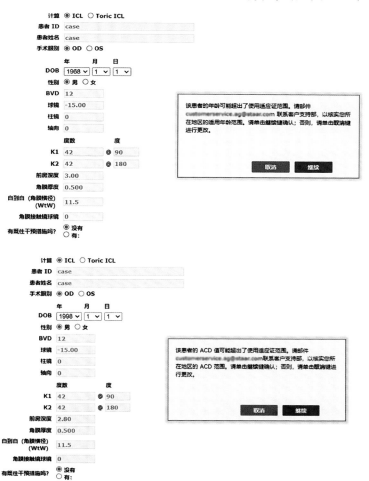

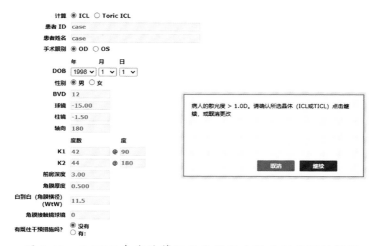

图 2-15　OCOS 在线计算网站数据超出适应证范围的提醒

数据填写完毕后，点击计算即可看到计算结果（见图 2-16）。

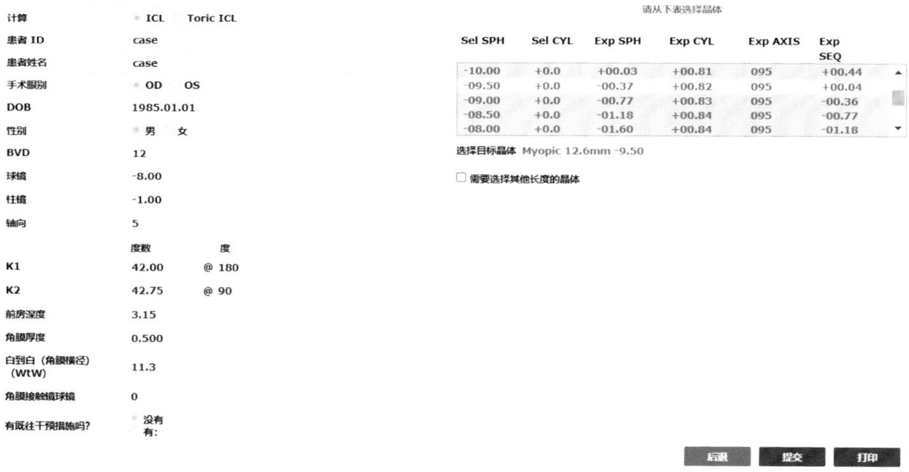

图 2-16　OCOS 在线计算网站显示的计算结果

（二）ICL 度数选择

我们将举例说明如何选择 ICL 度数：

病例 4：患者男，800 度近视，100 度散光，散光轴向 5°。

如果选择 ICL –9.50，预期残余球镜 –0.37、残余柱镜 +0.82，轴向为 95°、残余等效球镜 +0.04（见图 2-17），球柱镜等量转换后为 +0.45/–0.82×5。

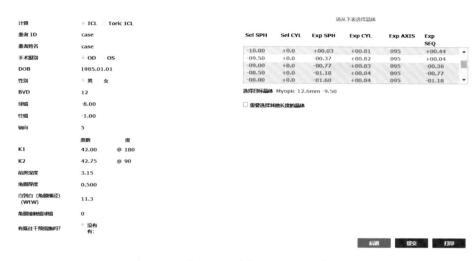

图 2-17　病例 4：选择 ICL 的计算结果

　　同样的患者，如果我们给他选择散光矫正型有晶状体眼后房型人工晶状体（toric implantable collamer lens,TICL）进行矫正，结果会是怎样呢？

　　如果选择 TICL –10.0/+1.0×95，预期残余球镜 +0.03、残余柱镜 +0.02、轴位 88°、残余等效球镜 +0.04（见图 2-18），球柱镜等量转换后为 +0.05/–0.02×178。

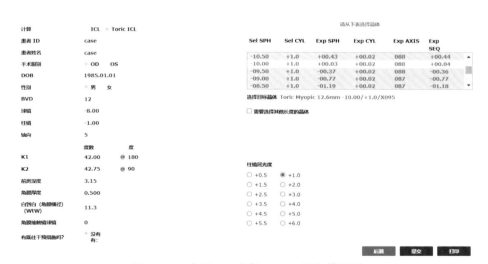

图 2-18　病例 4：选择 TICL 的计算结果

在这里要说明，对于散光较大或者对散光较敏感的患者，不能简单地计算等效球镜，而是要根据实际的球柱镜结果来进行分析。

再看下面这位患者。

病例 5：患者男，1600 度近视，400 度散光，散光轴向 5°。

如果将散光足矫，选择 TICL –18.00/+3.5×95，那么预期残余球镜 –1.35、残余柱镜 +0.06、残余等效球镜 –1.32（见图 2-19），球柱镜等量转换后也就是 –1.29/–0.06×5，残余球镜为 –1.29 D，对视力影响较大。

如果我们选择球镜尽量足矫，选择 TICL –18.00/+2.0×95，那么预期残余球镜 –1.30、残余柱镜 +1.19、残余等效球镜 –0.70（见图 2-20），球柱镜等量转换后是 –0.11/–1.19×5，球镜几乎全部矫正，柱镜残留 1.19 D，这样情况的患者，一般术后效果还是比较满意的。

Sel SPH	Sel CYL	Exp SPH	Exp CYL	Exp AXIS	Exp SEQ
-19.00	+3.5	-00.53	+00.05	038	-00.50
-18.50	+3.5	-00.93	+00.06	034	-00.91
-18.00	+3.5	-01.35	+00.06	030	-01.32
-17.50	+3.5	-01.76	+00.06	027	-01.73
-17.00	+3.5	-02.19	+00.07	024	-02.15

选择目标晶体 Toric Myopic 12.6mm -18.00/+3.5/X095

☐ **需要选择其他长度的晶体**

柱镜屈光度

○ +0.5　　○ +1.0
○ +1.5　　○ +2.0
○ +2.5　　○ +3.0
◉ +3.5　　○ +4.0
○ +4.5　　○ +5.0
○ +5.5　　○ +6.0

图 2-19　病例 5：选择柱镜尽量足矫的 TICL

Sel SPH	Sel CYL	Exp SPH	Exp CYL	Exp AXIS	Exp SEQ
-19.00	+2.0	-00.49	+01.18	094	+00.10
-18.50	+2.0	-00.89	+01.18	094	-00.30
-18.00	+2.0	-01.30	+01.19	094	-00.70
-17.50	+2.0	-01.71	+01.20	094	-01.11
-17.00	+2.0	-02.12	+01.20	094	-01.52

选择目标晶体 Toric Myopic 12.6mm -18.00/+2.0/X095

☐ 需要选择其他长度的晶体

柱镜屈光度

○ +0.5　　○ +1.0
○ +1.5　　◉ +2.0
○ +2.5　　○ +3.0
○ +3.5　　○ +4.0
○ +4.5　　○ +5.0
○ +5.5　　○ +6.0

图 2-20　病例 5：选择球镜尽量足矫的 TICL

球柱镜等量转换也就是"和球变号轴"，计算公式如下：

新的球镜 = 原来的球镜 + 原来的柱镜（带符号 +/-）　　　　公式（2-1）

新的柱镜 = 原来的柱镜更改符号（+ 改为 -，- 改为 +）　　　公式（2-2）

新的轴向 = 原来的轴向转 90°（原来轴向小于 90°，则加 90；原来的轴向大于 90°，则减 90）　　　　　　　　　　　　　　　　　公式（2-3）

举例：

+6.00/-3.00 × 150，球柱镜等量转换后为：+3.00/+3.00 × 60。

+6.00/-3.00 × 60，球柱镜等量转换后为：+3.00/+3.00 × 150。

等效球镜（spherical equivalent，SE）是指所有子午线上的屈光度的平均值。SE 的矫正可以在不选择散光矫正型人工晶状体时得到最佳的矫正效果。

SE 的计算公式如下：

SE 的度数 = 原来的球镜度数（带符号 +/-）+1/2 原来的柱镜度数（带符号 +/-）　　　　　　　　　　　　　　　　　　　　　　　　公式（2-4）

举例：

+6.00/-3.00 × 150，等效球镜后为：+6.00+（-3.00 × 1/2）=+4.50。

ICL 度数选择时应注意如下事项：

（1）一般选择 OCOS 建议的目标屈光度为最接近于正视的欠矫值。

（2）选择 TICL 时需留意预期残留的球镜和柱镜值，避免引入逆规散光。

（3）当球镜与柱镜的总和超过 −18.00 D 时，优先选择矫正球镜。

（4）当双眼预期残留度数不能一致时，尽量保证主视眼更优。

（5）预期残留度数的确定应综合参考年龄、职业等用眼需求。

（6）选择 ICL 的度数最终要以医生的经验以及意见作为主导。

（三）ICL 型号选择

OCOS 网站推荐的 ICL 型号是根据 ACD 和 WTW 计算出来的，推荐的型号如表 2-2 所示。

表 2-2　OCOS 网站推荐的 ICL 型号选择参考表

2.8 < ACD < 2.95	2.96 < ACD < 3.14	3.15 < ACD < 3.54	ACD ≥ 3.54	尺寸
≤ 10.64	≤ 10.64	≤ 10.64	≤ 10.64	N/A
10.65 ~ 11.14	10.65 ~ 11.14	10.65 ~ 11.14	10.65 ~ 11.14	12.1
11.15 ~ 11.84	11.15 ~ 11.64	11.15 ~ 11.64	11.05 ~ 11.44	12.6
11.85 ~ 12.64	11.65 ~ 12.64	11.65 ~ 12.34	11.44 ~ 12.24	13.2
12.65 ~ 12.94	12.65 ~ 12.94	12.35 ~ 12.94	12.25 ~ 12.94	13.7
≥ 12.95	≥ 12.95	≥ 12.95	≥ 12.95	N/A

在临床工作中，不能完全按照这个表格进行 ICL 型号的选择，还需要结合患者的检查结果。目前可以提供 WTW 数据的机器非常多，在前面的章节中提到过，在进行 ICL 型号选择时，除了参考 WTW 的数据，还需要关注 UBM 中的睫状沟到睫状沟间距及睫状沟的形态、晶状体的厚度及矢高等多个关键指标。我们总结了这样的口诀："先看白到白、前房深，再看沟到沟、晶状体厚，必要时矢高来帮助，沟宽适当大，沟窄适当小，囊肿看位置，图形参数多关注。"

我们将举例说明睫状沟的形态和睫状沟间距在 ICL 型号选择中的作用（见表 2-3、表 2-4）。

表2-3　病例6：患者男，31岁，双眼视物不清，预行 ICL 手术

检查项目	OD	OS
BCVA	1.2	1.2
医学验光	−2.75/−2.00×175	−5.25/−0.50×5
眼压 / mmHg	17	15
WTW（双脚规）/ mm	11.8	11.8
WTW（Pentacam）/ mm	11.8	11.8
WTW（Master）/ mm	12.2	12.2
前房深度（UBM）/ mm	3.10	3.01
TICL 的型号及度数	12.6，−5.5/+2.0/088	132，−6.00
TICL 放置的角度	颞侧上调 3°	垂直位

表2-4　病例6：ICL 植入术后随访

时间	UCVA		眼压 / mmHg		拱高 / μm	
	OD	OS	OD	OS	OD	OS
术后 1 天	0.8	0.8	21	21	1366	1357
术后 1 周	1.2	1.2	18	17	1020	1040
术后 1 个月	1.2	1.2	18	17	1056	1130

　　该患者的 UBM 检查见双眼 STS 小于 WTW，睫状沟呈窄角（见图 2-21）。

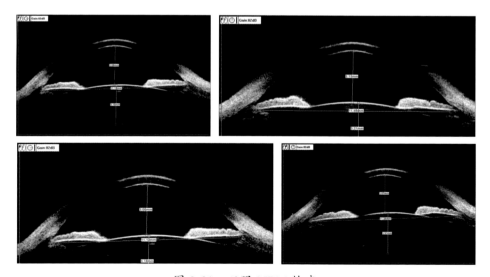

图 2-21　双眼 UBM 检查

　　注：右眼水平位（3～9点）的 STS 为 11.15 mm，垂直位（12～6点）的 STS 为 11.48 mm；左眼水平位（3～9点）的 STS 为 11.12 mm，垂直位（12～6点）的 STS 为 11.28 mm。

该患者 WTW 偏大，但 UBM 显示 STS 偏小，与 WTW 不一致。按照 WTW 选择 OCOS 推荐的 ICL 植入后拱高偏高。

ICL 型号和度数选择完毕后，还有一项重要的工作就是在经销商管理系统（DMS）中进行 ICL 的预定。DMS 系统中的用户名及密码需经过授权后获得。

在 DMS 中输入相应的患者信息，并上传 OCOS 计算图，点击提交，即可完成订购。具体预定的过程和步骤如图 2-22 所示。

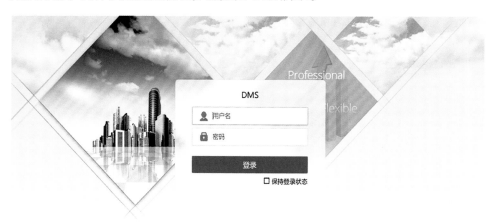

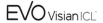

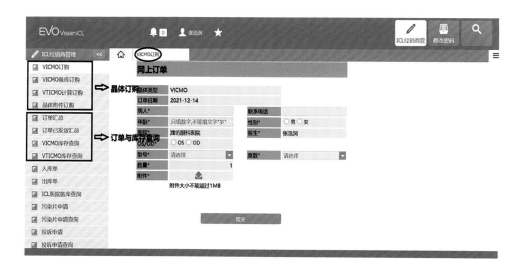

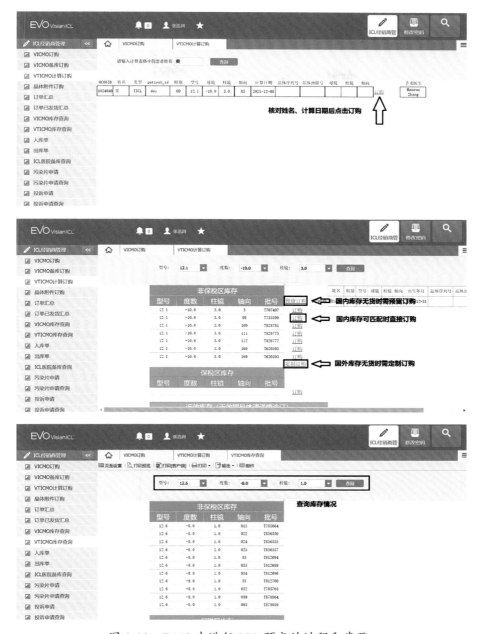

图 2-22 DMS 中进行 ICL 预定的过程和步骤

注：登录 DMS 系统后，我们可以看到 ICL 的订购信息、订单信息等。ICL 可以选择 VICMO，根据系统的内容填写直接进行订购。TICL 可以选择 VTICMO 计算订购，根据 TICL 在非保税区库存、保税区库存或是预留订购等情况进行订购。另外，也可以选择 VTICMO 库存查询 TICL 库存情况。

ICL 因为不需要考虑轴位，可以直接进行屈光度的匹配。

TICL 需要与库存中的晶状体进行球镜、柱镜及轴位的匹配，在订购前可以先查询国内库存的情况，也可以选择根据计算订购进行查询。原则上尽量选择不需要旋转或选择小范围旋转的晶状体来匹配 TICL。OCOS 网站允许选择的调整范围是顺时针或逆时针旋转 22° 以内的晶状体（见图 2-23）。理论上，旋转度数越小，晶状体位置越稳定。特殊情况下，需要选择旋转角度 22° 及以上的晶状体，要仔细考虑晶状体放置的位置，并自行设计 TICL 的旋转图。

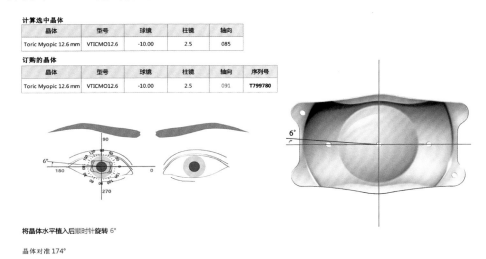

图 2-23　OCOS 网站提供的 TICL 旋转图

第三节　围手术期准备

对于内眼手术而言，预防感染是提高手术安全性的重要保证，尽管 ICL 术后眼内炎的发生率较低，但我们仍然要将预防感染作为围手术期准备的重中之重。

一、术前准备及注意事项

（一）术前局部点药

术前预防性使用广谱强效抗生素类滴眼液（推荐氟喹诺酮类抗生素，其抗菌谱广、穿透性强、作用强、细菌耐药性低）可以有效降低结膜囊细菌量，推荐使用左氧氟沙星滴眼液，建议术前 3 天使用，4 次 / 天。

选择性使用非甾体类抗炎药滴眼液，推荐使用普拉洛芬滴眼液，建议术前 3 天使用，4 次 / 天。

（二）术前眼部准备

睫毛处理：睫毛和睑板腺分泌物是术中污染的重要来源，接种假睫毛的患者需要提前卸掉。

冲洗泪道和结膜囊：考虑到术前泪囊炎、泪道阻塞是术后眼内炎发生的危险因素，术前需用生理盐水冲洗泪道和结膜囊，冲洗时间尽量在术前 1 天或更早。

（三）知情同意及风险告知

主管医生与患者进行充分的术前沟通，告知手术过程中与医生的配合方法，如保持头位和注视等，让患者做好充分心理准备，以利于手术顺利进行。告知手术风险及可能发生的情况，并嘱患者签署手术知情同意书。必要的时候，术前谈话请患者及家属一起参与并签字。

（四）术前个人卫生

术前 1 天进行个人卫生清洁，包括洗头、洗澡等，避免饮酒及熬夜。

手术当天避免化妆，尤其不能涂染睫毛或使用睫毛膏、假睫毛。

（五）术前患者准备

术前常规查看患者，了解其有无不适，对特别紧张的患者给予安抚，缓解患者情绪，必要时调整手术顺序。

术前散瞳：手术当天，术前 1 小时左右开始散瞳，推荐使用复方托吡卡胺滴眼液，每 5 ~ 10 分钟一次，共点 4 次。注意要适度散瞳，建议 8 mm 左右，瞳孔过大或过小都会对手术操作产生影响。

二、术前再次核对数据

手术前 1 天对手术患者的数据以及 ICL 的数据进行整合，再次核对患者姓名、性别、年龄、眼别、ICL 的型号和度数等。

表 2-5 为我们团队使用的 ICL 术前情况单，可以作为参考。

表 2-5　ICL 术前情况单

姓名性别年龄	眼别	ICL 型号	ICL 度数	屈光度	WTW	ACD	CCT	备注
	OD							
	OS							
	OD							
	OS							
	OD							
	OS							
	OD							
	OS							

三、术前标记

TICL 植入术需在术前 1～2 小时进行标记，如果使用术中导航，仍然建议术前做人工标记备用。通常患者取坐位，可将裂隙灯的裂隙调整到 TICL 旋转图提供的角度，也可以先对准水平位，以 0°～180° 轴进行标记，再根据旋转图调整旋转角度进行标记（见图 2-24）。

标记时，用标记笔在角巩膜缘处点一个标记点（见图 2-25），不建议去掉角膜上皮，因为去掉角膜上皮可能会增加感染的风险，且标记的颜色较难褪色。

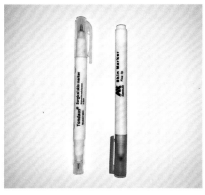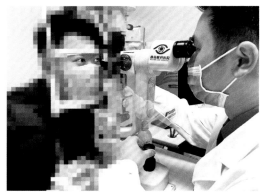

图 2-24　术前应用的标记笔及裂隙灯下坐位标记

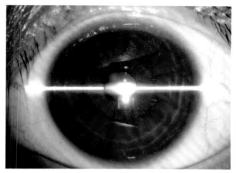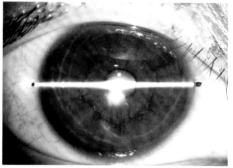

图 2-25 裂隙灯对准水平位及标记后

四、手术间内准备

（一）环境和器械准备

环境要求：参照内眼手术要求，遵循《医疗机构消毒技术规范》（WS/T 367—2012）和《医院空气净化管理规范》（WS/T 368—2012）。

器械准备：手术前要确保 ICL 手术中的所有器械是完好的。手术器械均需高压灭菌，不可采用擦拭或浸泡消毒。

手术开始前，巡回护士辅助术者及助手行术前准备，整理手术台，清点器械、耗材（见图 2-26）。

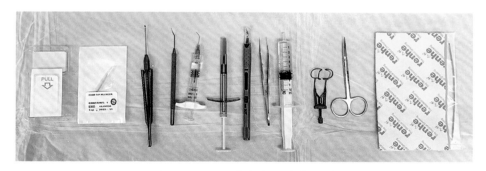

图 2-26 ICL 手术台及手术器械

ICL 术中用到的器械：一次性使用眼科手术用刀（2.6 mm、2.8 mm 或 3.0 mm）、有齿镊、10 mm 冲洗器、ICL 推注系统（包括 ICL 推注海绵棒、ICL 装载仓和 ICL 推注器）、粘弹剂、ICL 装载拉镊、ICL 调位钩、I/A 手柄或一次性冲洗器、眼科手术贴膜、开睑器等（见图 2-27）。

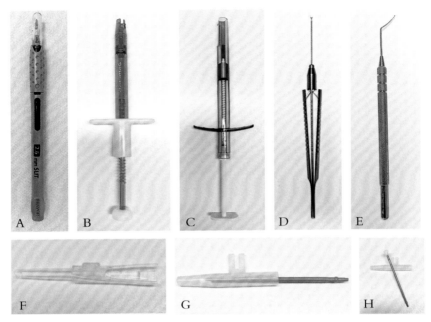

A：一次性使用眼科手术用刀（2.6 mm）；B 和 C：ICL 推注器（B：STAAR 公司配备的推注器；C：一次性推注器）；D：ICL 装载拉镊；E：ICL 调位钩；F：ICL 装载仓（Injector Cartridge）；G：ICL 推注海绵棒（Foam TipTM Plunger，FTP）；H：水化后的 FTP

图 2-27　ICL 术中用到的器械

注意：使用STAAR 公司配备的推注器时，需要与ICL 推注海绵棒搭配使用，推注器要高压灭菌。也可以使用一次性推注器，无须使用 ICL 推注海绵棒，可搭配 ICL 装载仓直接使用。

（二）术前核对

术前手术助手再次核对患者信息、ICL 型号和度数，TICL 旋转轴位等，并向术者报告。巡回护士将与手术助手一起核对并将人工晶状体开启。

五、术中准备

（一）消毒

行睑缘、睫毛根部消毒，结膜囊内冲洗。推荐使用聚维酮碘溶液消毒，可点于结膜囊，尽量避免反复冲洗角膜，保护角膜上皮细胞。

（二）ICL 装载

建议在显微镜下进行 ICL 装载，避免 ICL 滑落污染。ICL 植入眼内前，将装载完成的推注器头朝下放入平衡盐溶液（BSS）中待用，确保其整个尖端都浸泡在 BSS 中，保持水化状态。装载好 ICL 后应尽快将其植入眼内，间隔时间建议不超过 2 分钟。

（三）手术步骤

1.制作侧切口

初学者一般侧切口选在 60°，熟练的术者可不必做侧切口，必要时自侧切口注入粘弹剂或平衡盐溶液。

2.制作主切口

推荐优势切口，一般选择 120° 或是颞侧水平切口，必要时要兼顾角膜的散光，行切口的优化设计。

3.植入 ICL

在维持前房稳定的前提下，缓慢将 ICL 推注入前房内，避免其翻转。

4.注入粘弹剂

在 ICL 上面注入粘弹剂。

5.调整 ICL 位置

将 ICL 襻调至虹膜后方，位置居中。TICL 根据 OCOS 旋转图轴向或角膜标记进行调整。

6.清除粘弹剂

使用冲洗针头或者 I/A 注吸系统清除粘弹剂。

7.保持眼压

水密穿刺口，保持眼压适中。若为 TICL，须再次确认轴向。

注意：①尽量使用容易冲洗的粘弹剂，推荐使用医用玻璃酸钠凝胶；②初学者可备 15° 眼科手术用刀做侧切口，备 2.8 mm 或 3.0 mm 眼科手术用刀做主切口；③安排双眼同一天手术时，对侧眼需要重新消毒并更换手术台。

六、术后早期用药及随访观察

（一）手术完毕后用药

术后即刻用妥布霉素地塞米松滴眼液点术眼。

（二）术后当天随访观察

1.术后 2 小时

裂隙灯下观察角膜切口是否闭合，角膜有无明显水肿，前房反应是否明显，前房深度是否合适，ICL 位置有无特殊，初步判断拱高是否合适，同时关注眼压以及患者有无特殊主诉。

若无特殊情况，术眼开始点眼。推荐用药：左氧氟沙星滴眼液，4 次 / 天；妥布霉素地塞米松滴眼液，4 次 / 天；普拉洛芬滴眼液，4 次 / 天。

2. 术后 6 小时

建议术后 6 小时再次查看患者眼部情况。

（三）术后第 1 天随访观察

1. 术后常规检查

术后常规检查包括视力、电脑验光、非接触眼压、裂隙灯检查、前节 OCT 测拱高（见图 2-28）。

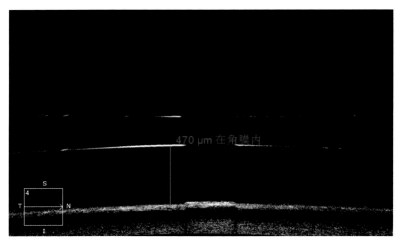

图 2-28　前节 OCT 测量 ICL 植入术后拱高

2. 术后用药

术后需要按医嘱点眼：左氧氟沙星滴眼液，4 次 / 天，用药时间为 1 周；妥布霉素地塞米松滴眼液，4 次 / 天，用药时间为 1 周；普拉洛芬滴眼液，4 次 / 天，用药时间为 2 周；建议 1 周后加用人工泪液，4 次 / 天，可根据情况酌情调整用药时间。

（四）术后随访

告知患者术后 2 周内避免不洁液体进入眼部，若术眼出现异常情况，应及时就诊。

术后复诊建议检查项目包括裸眼视力、眼压、裂隙灯检查、前节 OCT 测拱高等，必要时增加眼底检查、UBM、房角检查、角膜内皮检查等。

第四节　ICL 术后随访

ICL 手术属于可选择性的手术，患者多数是年轻人，ICL 要长期存在眼内几十年，因此术后定期的随访和观察是保障患者眼部安全的必需步骤。

随访的目的：①评估手术效果；②评估安全性。

在术后不同阶段随访的检查项目和重点也有所不同。术后随访的时间建议：术后 2 ~ 3 小时内，术后 1 天、1 周、1 个月、3 个月、6 个月、1 年。以后每年根据患者具体情况决定复诊时间，以便及时发现和（或）处理术后并发症。

一、视力

手术当天视力还不能达到比较理想的状态，所以不常规检查视力。术后第 1 天常规检查视力。一般术后 1 周时的视力可以用来初步评估手术效果。

（一）裸眼视力（uncorrected visual acuity，UCVA）

裸眼视力包括远视力和近视力。

（二）最佳矫正视力（best corrected visual acuity，BCVA）

术后 1 周常规记录屈光度（电脑验光仪测量 / 医学验光），测量 BCVA 并记录，可以为今后评估视力和屈光度的变化作参考。

二、影响术后视力的因素

（一）术前最佳矫正视力

ICL 植入手术的人群多数是高度近视或超高度近视的患者，其中一些超高度近视患者术前最佳矫正视力达不到 0.8，手术后虽然多数患者可以达到或超过术前最佳矫正视力，但是也可能达不到 0.8 及以上的视力。术前沟通时，医生应该提前告知患者术后视力一般不超过术前最佳矫正视力，尤其是对于术前最佳矫正视力达不到 0.8 的患者，需合理控制患者的期望值。

（二）残留屈光不正

残留屈光不正的原因如下：

（1）术前验光有误差。

（2）人工晶状体计算公式存在误差。

（3）人工晶状体度数限制了目标屈光度的精准性。

（4）术前存在散光但是选择了非散光矫正型人工晶状体，术后残留的散光度数可能会影响裸眼视力。

（5）植入散光矫正型人工晶状体后残留散光。

（6）切口引起的术源性散光。

（7）术前近视和（或）散光屈光度超过 ICL 的最高矫正范围。

（三）植入 TICL 后残留散光

植入 TICL 后残留散光的原因如下：

（1）核对术前验光和晶状体计算单，是否存在术前设计的屈光度欠矫或过矫的情况。

（2）复查角膜曲率，并与术前角膜曲率做对比，确定是否发生了改变（术后 1 周测量可以排除角膜切口早期短暂的曲率变化）。

（3）散瞳检查 TICL 轴位是否和手术设计相符，记录轴位，便于以后随访时做对比。

（4）验光检查确定最佳矫正视力和屈光度。

如果植入 TICL 后残留散光，但裸眼视力已经达到术前最佳矫正视力或 0.8 以上，保留术后各项测量结果，告知患者按医嘱用药，观察视力变化。术后 1 个月再次进行评估，再确定进一步的方案。多数情况下，若视力可以满足日常生活所需，就无须特别处置。如果残留散光度数导致视物有重影，影响日常生活，可以针对其原因，确定是否需要进行 TICL 调位手术或更换 TICL。

（四）其他

角膜水肿或前节轻度术后反应也会导致视力欠佳，但是多数在 1 周内恢复。

三、眼压

部分患者在术后早期会出现一过性高眼压，因此术后 2 ~ 3 小时内患者需要在医院留观。临床上通常使用非接触式眼压计测量眼压。可以从术后 2 小时开始连续测量 3 次眼压，每次间隔 45 ~ 60 分钟，并通过裂隙灯观察眼前节情况，当眼压处于正常范围时才能让患者离开医院。

眼压升高的原因如下：

（1）术中粘弹剂残留：因为粘弹剂分子量大，手术中可能有部分残留在 ICL 后面或前房周边部，影响房水循环，所以术后早期出现眼压升高。

（2）前房血细胞：术中损伤虹膜，手术切口外结膜出血渗入前房。

（3）激素性高眼压：多数在术后 1 周发生，停用激素性滴眼液后逐步恢复正常，但是也有一些人会持续 1 个月以上。

（4）其他原因：虹膜色素播散或术中液流刺激前房角，因此，短期内房水排出慢，引起眼压升高。

注意：术后早期眼压升高不仅仅只有粘弹剂这一个影响因素，即使整个手术中完全不使用粘弹剂，也有个别患者术后出现高眼压。因此，术后 2 ~ 3 小时内留观测量眼压十分重要。

（一）手术后 24 小时内眼压升高

临床表现：眼压升高，角膜水肿，前房可见凝血条块、色素颗粒浮动、粘弹剂，部分术眼出现前房变浅并虹膜膨隆，拱高正常或升高。

1. 轻度升高（21 ~ 30 mmHg）

如果没有角膜水肿，前房也没有明显的粘弹剂残留，可以先观察，45 分钟后复查眼压，观察变化；如果出现比较明显的角膜水肿，前房有粘弹剂残留，可以考虑前房穿刺放液或静脉输液（20% 甘露醇 250 ml）。

2. 中度升高（31 ~ 39 mmHg）

如果没有角膜水肿，可以先观察，30 分钟后复查眼压；如果出现角膜水肿，可以考虑前房穿刺放液或静脉输液（20% 甘露醇 250 ml）。

3. 高度升高（40 mmHg 以上）

如果眼压高度升高，应该尽快进行前房穿刺放液或静脉输液（20% 甘露醇 250 ml）并在处理后 30 分钟复查眼压。如果眼压升高伴有前房周边极浅、虹膜膨隆、放液困难，可以考虑先静脉输液 20% 甘露醇 250 ml，30 分钟后复查眼压，如果眼压没有下降，但是前房加深，可以进行前房穿刺放液。

4. 其他

如果眼压升高存在瞳孔阻滞的因素（前房进行性变浅、瞳孔中大、ICL 拱高逐步增大、ICL 植入前使用粘弹剂等），就需要考虑使用散瞳药。瞳孔散大后，后房液体可以通过 ICL 边缘外流到前房，使前房变深，这时候再复测眼压，如果眼压仍高则考虑进行前房穿刺放液术。

前房穿刺放液术操作注意事项如下：

（1）清空诊室，保持安静，避免家属围观。告知患者只是做一个检查，尽量避免使用"穿刺"等词汇，以免加重患者紧张情绪。

（2）严格无菌操作，清洁擦拭裂隙灯下颌托和额带，使用酒精棉签擦拭上下眼睑皮肤。

（3）用新开启的表面麻醉滴眼液点眼 2 ~ 3 次，点 2 次抗生素滴眼液清洁结膜囊。

（4）从切口分次少量放出前房房水，避免一次排量过大引起虹膜脱出切口或 ICL 移位。

（5）检查切口闭合情况，点抗生素滴眼液，盖无菌纱布，30 分钟后复查眼压。

注意：手术当天留观期间，不建议马上预防性使用降眼压药物（特别是静脉输液或口服降眼压药），因为这可能导致眼压高峰后移到患者留观结束离开医院后。留观过程中除了测量眼压，医生还应该使用裂隙灯观察眼前节情况（角膜、前房、拱高），特殊病例需要延长观察时间。离院时应提醒患者，如果当天晚上手术眼出现持续性胀痛伴头痛甚至呕吐的情况（极个别患者出现迟发性眼压升高），应尽快前往医院复查眼压。

（二）术后早期眼压升高

术后 1 周内眼压升高多数和手术有关，通常是轻中度（低于 30 mmHg），应用降眼压药物有效。

若 1 周后眼压仍高，应考虑为激素相关性高眼压，停用激素滴眼液后，多数可以在 1 ~ 2 周后降至正常范围。

（三）术后长期眼压升高

若长期眼压升高，除了使用降眼压药物外，还要进一步检查角膜厚度、视野、OCT 视盘神经纤维层分析、视盘立体照相，并请青光眼专科医生会诊。

一些高度近视患者本身就可能是高眼压症或隐匿性青光眼，常规术前检查很难发现，因此术前检查也不能忽视对青光眼的排查。高眼压症或特征性视野缺损、视盘周边神经纤维层缺损的患者并不适合进行 ICL 手术。

（四）术后低眼压

术后如果眼压偏低，先除外角膜薄引起的相应低眼压，再应用裂隙灯查看角膜缘切口有无闭合不佳、前房水渗漏。特别是对于双眼眼压差异大的情况，更要认真检查切口。

四、ICL 拱高和术后前房深度及房角

（一）拱高

ICL 植入术后，ICL 中央区后表面到晶状体前表面的距离通常用拱高来显示。拱高的正常范围是因人而异的，没有一个固定的数值，一般多见

200 ~ 800 μm。如果前房比较深，1000 μm 左右的拱高也是可以接受的。因为 ICL 在眼内放置的角度不同，拱高也不同，所以术后应该散瞳检查一次并记录 ICL 放置的角度。

拱高的测量方法如下：

1. 裂隙灯显微镜

可以用角膜厚度（corneal thickness，CT）描述拱高，一般 1 CT 约为 500 μm，也可以用晶状体中心厚度（lens thickness，LT）来描述拱高，一般 1 LT 约为 250 μm。

2. 前节 OCT

前节 OCT 测量拱高精度高，重复性好，为非接触检查，简便快捷。检查时最好选择中心孔位置测量。

3. Pentacam 等光学测量仪

Pentacam 等光学测量仪图像没有 OCT 成像清晰，测量值也偏低，只能作为估计值参考。

4. UBM

UBM 测量精度低于 OCT，术后更多是用于检查 ICL 襻的位置和房角的情况，为了避免感染和压迫切口，在术后 1 个月内不建议使用 UBM。

注意：因为不同瞳孔直径情况下拱高不同，如散瞳、缩瞳或自然状态，所以如果用仪器测量拱高，应该同时测量瞳孔直径。

（二）前房深度和房角

ICL 植入后房后，术后前房（ICL 中央前表面到角膜内皮细胞之间的距离）变浅，房角变窄。术后如果有条件，可以使用仪器测量术后前房深度和房角，评估术后眼前节结构的变化。与原发性闭角型青光眼的浅前房不同，ICL 植入术后，即使房角很狭窄但也可能是开放的，房水可以正常循环。因此，高拱高并不一定伴有眼压升高，如 ICL 植入术后，中央前房深度小于 1.5 mm，房角角度小于 15°，眼压不高，仍应密切随访观察；有条件时可以做前节 OCT 或 UBM 检查，了解房角形态和后房情况，再确定是否需要手术（调位或置换）干预拱高情况（见图 2-29）。

虽然拱高会随着时间的推移而逐步降低，但是降低的幅度多数是极小的，降低的速度也是很缓慢的，所以除非是极低或极高拱高的患者，一般情况下每年复查一次即可。而极低或极高拱高的患者，需要更密切的随诊，如 1 ~ 3 个月复查一次。

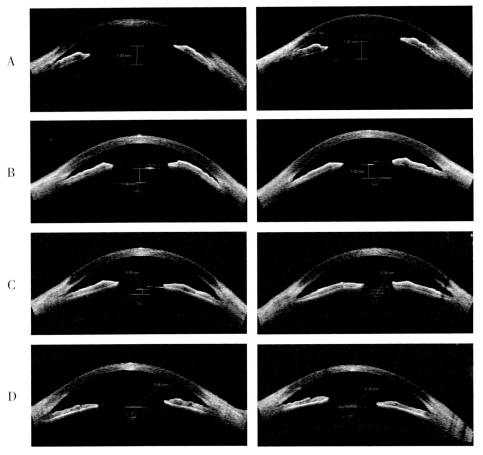

A：ICL 植入术后拱高高，房角近关闭；B：ICL 植入术后拱高高，房角开放；C：ICL 植入术后拱高理想，房角开放；D：ICL 植入术后拱高低，房角开放

图 2-29　眼前节 OCT 测量 ICL 植入术后拱高

　　如何判断术后拱高过低呢？医生需要在裂隙灯下仔细观察，而不是完全参考 OCT 的测量数据。正常瞳孔时，如果裂隙灯下很难分辨出 ICL 与自身晶状体前表面的间隙，或者仅为细小裂隙，散瞳检查发现 ICL 中周部和自身晶状体前表面相接触，医生就需要考虑是否需要进行手术干预或者进行更密切的随诊。如果是术后早期，可以先观察 1 ~ 3 个月，观察拱高是否会进一步下降，并且关注晶状体前表面是否出现混浊。如果已经是术后 1 年以上了，就需要每 6 个月进行一次检查。

　　对于拱高过低的患者，首先要确定 ICL 是否是水平放置的，因为一般情况下，睫状沟的水平直径小于垂直直径，如果 ICL 放置位置与水平线间旋转角度超过 40°，可以先通过将 ICL 调整到水平位来增加拱高。只有对于 ICL 是水平放置的拱高过低的患者，才考虑进行 ICL 置换手术。其次，有时候更换大一个型号的 ICL 后拱高仍然很低，所以建议 ICL 更换手术一定双眼分开进行，视第一只眼更换后的情况再确定第二只眼的手术方案，两只眼手术间隔 1～2 个月可能更稳妥。

五、前房反应和切口

（一）前房反应

术后 2～3 小时，可以看到前房内有浮游体和房闪，或少量色素颗粒，有时还有少量血细胞或切口出血渗入前房，个别患者还会有轻微丝状或条状前房渗出，一般不需要特别处理，多数患者的前房反应在术后第 1 天就消失或明显减轻了。如果术后第 1 天还观察到比较明显的浮游体，建议增加激素性滴眼液的点眼次数。

极个别的患者术后 1 周内出现比较严重的眼前节反应，临床表现为视物模糊，轻度眼部睫状充血，多数不伴有眼痛，多见单眼发生。裂隙灯检查可以发现角膜后方白色尘状或羊脂状角膜后沉着物（keratic precipitates，KP）、尘状浮游体，房闪，在 ICL 前后表面也出现羊脂状沉淀颗粒，但是不伴有虹膜后粘连，也不伴有玻璃体混浊。此时首先需要进行非感染性眼内炎和急性细菌性眼内炎的鉴别。如果是非感染性眼内炎，可以加强局部激素性滴眼液的使用频率以减轻炎症反应。急性感染性眼内炎进展会更迅速，伴有眼胀痛，并很快出现玻璃体混浊，因此需要更积极的治疗。请按照《我国白内障摘除术后感染性眼内炎防治专家共识（2017 年）》及时处理。当无法判断其性质而眼前节反应又特别严重时，可以先按照感染性眼内炎治疗。

感染性眼内炎是由于微生物侵入眼内组织生长繁殖引起的炎症反应，最终可能累及眼睛的多个结构。大多数感染性眼内炎发生在手术后，常见于白内障手术，其中 90% 是由细菌引起的。Allen 等报告了 3 万例白内障手术，术后感染性眼内炎的发生率为 0.057%。感染微生物的种类及其致病力是决定感染发作和疾病预后的主要因素。60%～80% 的感染性眼内炎是由革兰阳性菌引起的，10%～15% 是革兰阴性菌。感染的细菌来源也有一定的规律性，如白内障术后多为表皮葡萄球菌，一般预后较好。在 Brinton 等报告的一组外伤性感染性眼内炎中，表皮葡萄球菌最常见，其次为金黄色葡萄球菌、链球菌和杆菌，在其他病例中，也查到真菌。在革兰阳性菌中，不同细菌的毒力对眼的破坏作用有较大差别。表皮葡萄球菌属凝固酶阴性葡萄球菌，在医院感染的患者中多见，临床预后较好。金黄色葡萄球菌为凝固酶阳性葡萄球菌，毒力较大，临床预后相对较差。由于细菌的毒力能在短时间内损害眼组织，故一旦怀疑为眼内炎，应及早给予有效治疗，主要治疗手段包括药物治疗和手术治疗。药物治疗主要有全身用药、局部点药、结膜下和球旁注射、玻璃体腔注射等，手术治疗主要有前房灌洗术、玻璃体切割术等。

ICL 手术作为内眼手术，术后也有发生感染性眼内炎的可能。因此，要十分重视围手术期的护理、术中无菌操作及术后用药。

病例 7：患者男，18 岁，ICL 植入术后第 3 天，自诉"右眼视力下降 1 天"。

眼科检查：UCVA 0.8（右），1.0（左）；眼压 12 mmHg（右），17 mmHg（左）。

裂隙灯检查见右眼混合充血，角膜轻度水肿，前房积脓约 0.5 mm，房水细胞（+++），颞下方瞳孔缘见渗出膜（见图 2-30）。眼底未见明显异常。

诊断为"眼内炎（右）"。

入院当天局麻下抽取前房液送检，急诊行右眼前房灌洗术。灌洗后前房内注入万古霉素 0.1 ml（1 mg/ml）+ 头孢他啶 0.1 ml（2 mg/ml）。给予万古霉素、左氧氟沙星静脉滴注。给予莫西沙星滴眼液，左氧氟沙星滴眼液，普拉洛芬滴眼液，妥布霉素地塞米松滴眼液，复方托吡卡胺滴眼液频繁点眼。前房穿刺液细菌培养试验检到表皮葡萄球菌，为革兰阳性球菌（纯培养）。

2 周复诊，病情稳定，前房清。

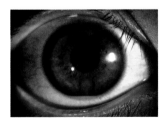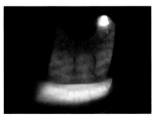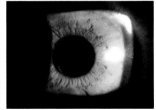

图 2-30　病例 7：ICL 植入术后 3 天右眼眼前段照相
注：眼前段混合充血，角膜轻度水肿，前房积脓，瞳孔区见渗出膜。

也有个别患者在术后 1 ~ 2 个月内发生轻度眼前节反应，临床表现为 ICL 前后表面羊脂状沉淀颗粒，轻微前房浮游体和房闪，伴有或不伴有视物模糊和睫状充血（见图 2-31）。如果伴有前房浮游体和房闪，则需要使用激素性滴眼液进行治疗，如醋酸泼尼松龙滴眼液，4 次 / 天。根据病情变化和眼压情况，定期复查和调整药物使用次数，一般治疗 1 个月左右即可。

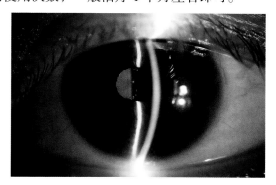

图 2-31　眼前段照相

注：角膜透明，前房深度可，ICL 前表面见颗粒样色素沉积物。

（二）切口

ICL 植入手术切口虽然很小，但是术后 1 周内复查时也要仔细检查，检查重点如下：

1. 切口是否密闭

1 ~ 2 周内切口如果闭合不佳，会因为房水渗漏引起低眼压和浅前房，伴或不伴有前房浮游体和房闪，推荐使用无菌荧光素试纸检查。

2. 切口和前房是否有异物

ICL 植入术后常见的切口和前房异物为棉丝。切口异物可以在表面麻醉下用无菌显微镊夹出。前房异物视其大小、位置确定是否需要进行前房冲洗。

六、角膜内皮细胞

ICL 植入手术是内眼手术，对于角膜内皮细胞可能会有一定损伤，因此，每年复查时应该进行角膜内皮细胞计数的检查，以保障术后安全。不过不建议术后过早（1 周内）检查，因为术后反应没有消失，可能导致测量值不准确。目前，临床研究显示，ICL 植入手术对于角膜内皮细胞的损伤很小，角膜内皮细胞每次检查之间有轻度浮动，这也是正常情况。

七、晶状体

裂隙灯下可以清楚看到瞳孔区晶状体的情况。ICL 相关的晶状体混浊通常表现在晶状体前囊膜下，但是临床观察发现，晶状体混浊首发的位置在很多情况下并不是晶状体中央区，而是先出现在 ICL 光学区外、晶状体中周部的前囊膜下（见图 2-32）。对于拱高偏低、不带中心孔的 ICL 或年龄偏大（45 岁以上）者，应该每年散瞳后用裂隙灯仔细检查晶状体。

如果晶状体已经出现了局部小范围的混浊，但是没有出现视力下降，就需要进行更密切的随访（3 ～ 6 个月）。对于年龄低于 45 岁且 ICL 拱高低、晶状体混浊很轻微的患者，可以考虑进行 ICL 置换手术，增加拱高后可以有效延缓晶状体混浊的进展。但是，如果患者年龄超过 45 岁，晶状体混浊遮挡瞳孔区且遮挡范围大，就需要告知患者后期可能需要进行白内障摘除加人工晶状体植入手术来改善视力，而不一定需要更换 ICL。

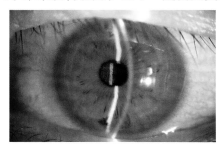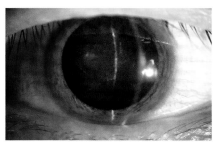

图 2-32　眼前段照相见晶状体中央前囊下混浊

八、眼底

高度近视患者，尤其是术前检查时发现有视网膜变性区、做过视网膜激光光凝治疗的患者，每年应该散瞳检查一次眼底。

进行眼底超广角照相时，请注意以下几点：①散瞳后检查，能更好地检查到视网膜周边区；②需要检查 4 个象限的视网膜；③需要在电脑上观看拍摄到的照片，打印出来的照片分辨率低；④遇到可疑病变区不能确定程度时，需要使用前置镜或三面镜再次检查。

注意：如果 ICL 植入术后检查发现视网膜病变、视网膜裂孔、视网膜脱离等，治疗方法和术前一样。很多情况下患者都可以得到有效治疗，不一定需要取出 ICL。

九、眩光或其他光学不适

患者手术后 3 ～ 6 个月内，暗处瞳孔散大后有可能会露出 ICL 边缘，有的患者会感觉到光源周边有光晕，有的患者在强光下会感觉到光线特别刺眼。出现这种情况的患者，在术后 6 个月内可能比较敏感，但是因为只有在特定光线下才会出现，并不会持续出现，所以建议患者早期尽量避开会带来不适的光环境，随时间推移，患者逐渐适应，症状即消失。

术前和术后要和患者充分沟通，缓解患者的焦虑情绪，绝大多患者都可以顺利度过适应期，若不能适应，半年后再和患者讨论是否需要取出 ICL。

医生和患者都应该重视 ICL 手术后随访

ICL 植入术后不同阶段术后随访的检查可以有效避免并发症的发生。对于某些特殊的患者，应该特别提醒他按时复查。ICL 的优势之一就是具有可调整性和可逆性，如果 ICL 术后状态不理想，通过二次手术也可以解决问题。

第一节 常规病例示教

病例 1：ICL 常规病例，OCOS 推荐选择晶状体、术后视力及拱高理想。

患者女，23 岁，因"双眼视力下降 15 年"来诊，眼科检查结果见表 3-1、图 3-1、图 3-2。

表 3-1 病例 1：眼科检查结果

姓名：姜某某　女　1997-11-22		右眼	左眼
视光学检查	主视眼	√	—
	UCVA	0.01	0.05
	BCVA	1.2	1.2
	电脑验光	$-7.00/-0.50 \times 8$	$-5.50/-1.00 \times 175$
	医学验光	$-6.75/-0.50 \times 10$	$-5.50/-1.00 \times 175$
	散瞳验光	$-6.50/-0.50 \times 15$	$-5.00/-1.00 \times 180$
	戴镜度数	-4.50	-3.00
辅助检查	眼压 / mmHg	18	20
	角膜曲率 K1× 轴位	42.3×4	42.5×0
	角膜曲率 K2× 轴位	43.4×94	43.2×90
	眼轴长度 / mm	26.78	25.56
	角膜厚度 / mm	0.532	0.525
	前房深度 / mm	3.27	3.30
	角膜内皮计数 / （个 / mm^2）	2934	2997
	WTW（双脚规）/ mm	12.0	12.0
	WTW（Pentacam）/ mm	12.0	12.0
	WTW（IOL Master）/ mm	12.3	12.3
	STS（水平）/ mm	11.11	11.71
	STS（垂直）/ mm	12.50	11.99
	晶状体前表面矢高（STSL）（水平）	正常	正常
度数选择及订片处方		$-6.75/-0.25 \times 5$	$-4.50/-1.00 \times 157$
选择的 ICL 型号及度数		13.2，-8.00	13.2，-6.00

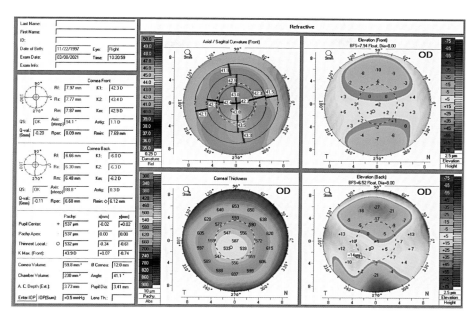

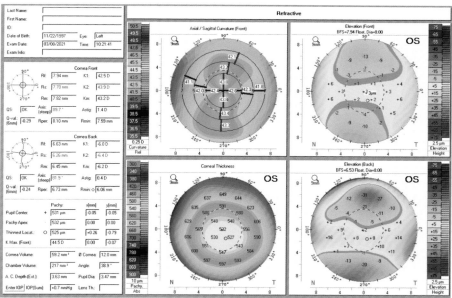

图 3-1　病例 1：双眼 Pentacam 检查

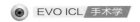
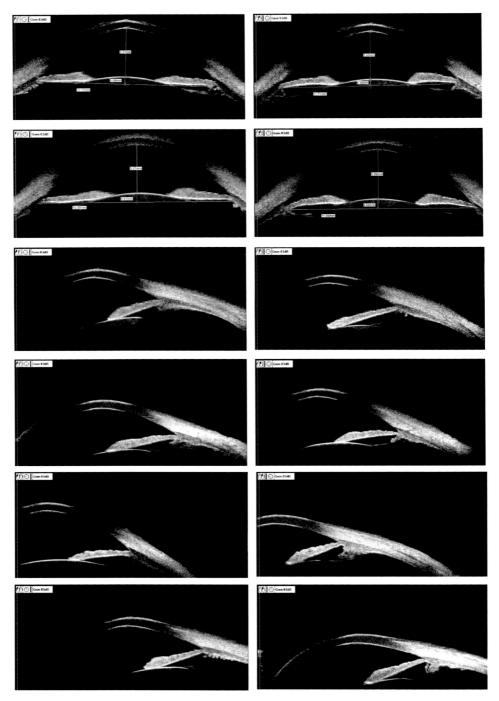

图 3-2 病例 1：双眼 UBM 检查

完善相关辅助检查，通过 OCOS 计算选择 ICL（见图 3-3）。行双眼 ICL 植入术，手术顺利，术后常规治疗。术后 1 周复诊，眼科检查：UCVA 1.0（双），右眼拱高为 458 μm，左眼拱高为 496 μm（见表 3-2、图 3-4）。

患者信息

手术医生	患者 ID	患者姓名	出生日期	性别	手术眼别
			1997.11.22	女	**OD**

术前数据

BVD	12
球镜	-6.75
柱镜	-0.25
轴向	5
K1	42.87 @ 3
K2	43.62 @ 93
前房深度	3.27
角膜厚度	0.507
白到白（角膜横径）	12
角膜接触镜球镜	0
既往的干预措施	没有

汇总报告

计算选中晶体	预期			
	球镜	柱镜	轴向	SEQ
Myopic 13.2mm -8.00	-00.05	+00.23	095	+00.07
订购的晶体	预期			
	球镜	柱镜	轴向	SEQ
Myopic 13.2mm -8.00				
序列号				

计算完成于版本 5.00

患者信息

手术医生	患者 ID	患者姓名	出生日期	性别	手术眼别
			1997.11.22	女	**OS**

术前数据

BVD	12
球镜	-4.50
柱镜	-1
轴向	157
K1	42.5 @ 176
K2	43.87 @ 86
前房深度	3.3
角膜厚度	0.514
白到白（角膜横径）	12.0
角膜接触镜球镜	0
既往的干预措施	没有

汇总报告

计算选中晶体	预期			
	球镜	柱镜	轴向	SEQ
Myopic 13.2mm -6.00	-00.38	+00.89	068	+00.06
订购的晶体	预期			
	球镜	柱镜	轴向	SEQ
Myopic 13.2mm -6.00				
序列号				

计算完成于版本 5.00

图 3-3　病例 1：双眼 OCOS 计算结果

表 3-2　病例 1：双眼 ICL 植入术后 1 周复诊结果

检查项目	OD	OS
UCVA	1.0	1.0
电脑验光	+0.25	−0.25/−1.00×157
眼压 / mmHg	17	19
拱高 / μm	458	496

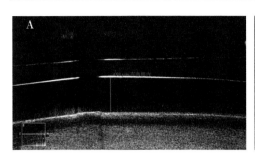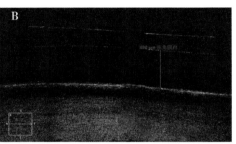

A：右眼拱高为 458 μm；B：左眼拱高为 496 μm

图 3-4　病例 1：前节 OCT 检查

该病例的思考如下：

（1）双眼术前试镜，散光对 BCVA 影响小，双眼选择 ICL，OCOS 推荐 13.2 型号。

（2）UBM 提示，水平 STS 偏小，晶状体前表面矢高（STSL）及前房深度（ACD）正常，预估植入 13.2 型号的晶状体术后拱高可能偏高。

（3）综合考虑，给予 13.2 型号 ICL，水平植入，术后视力及拱高满意。

第二节　个性化设计病例示教

病例 2：根据经验，调整 OCOS 推荐选择晶状体、术后视力和拱高理想。

患者女，24 岁，因"双眼视力下降 10 年"来诊，眼科检查结果见表 3-3、图 3-5、图 3-6。

表 3-3 病例 2：眼科检查结果

姓名：杨某某 女 1997-04-05		右眼	左眼
视光学检查	主视眼	—	√
	UCVA	0.05	0.05
	BCVA	1.0	1.0
	电脑验光	−5.75/−4.25×6	−5.50/−4.25×173
	医学验光	−5.75/−4.25×10	−5.50/−4.25×10
	散瞳验光	−5.75/−4.50×4	−5.50/−4.50×171
辅助检查	眼压 / mmHg	14	14
	角膜曲率 K1× 轴位	40.8×6	41.0×176
	角膜曲率 K2× 轴位	44.9×96	45.5×86
	眼轴长度 / mm	26.99	26.83
	角膜厚度 / mm	0.503	0.500
	前房深度 / mm	3.60	3.60
	角膜内皮计数 /（个 / mm^2）	2995	2969
	WTW（双脚规）/ mm	12.2	12.2
	WTW（Pentacam）/ mm	12.1	12.1
	WTW（IOL Master）/ mm	12.5	12.5
	STS（水平）/ mm	11.25	10.94
	STS（垂直）/ mm	11.52	11.29
	STSL（水平）	低	低
度数选择及订片处方		−5.75/−4.25×5	−5.50/−4.25×175
选择的 ICL 型号及度数		12.6，−11.0/+4.0/95	12.6，−11.0/+4.0/85

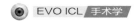

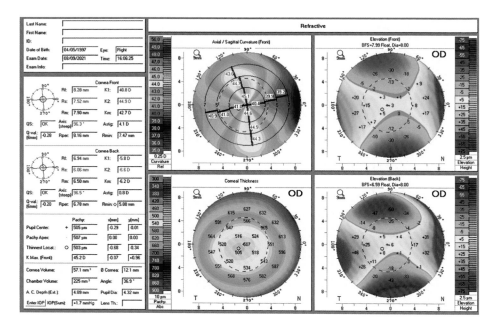

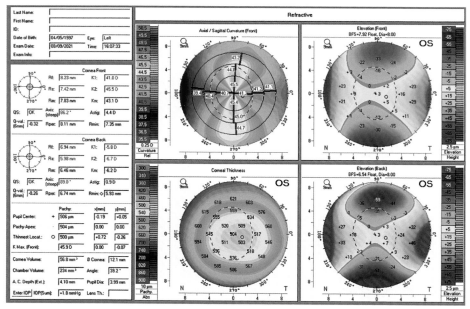

图 3-5 双眼 Pentacam 检查

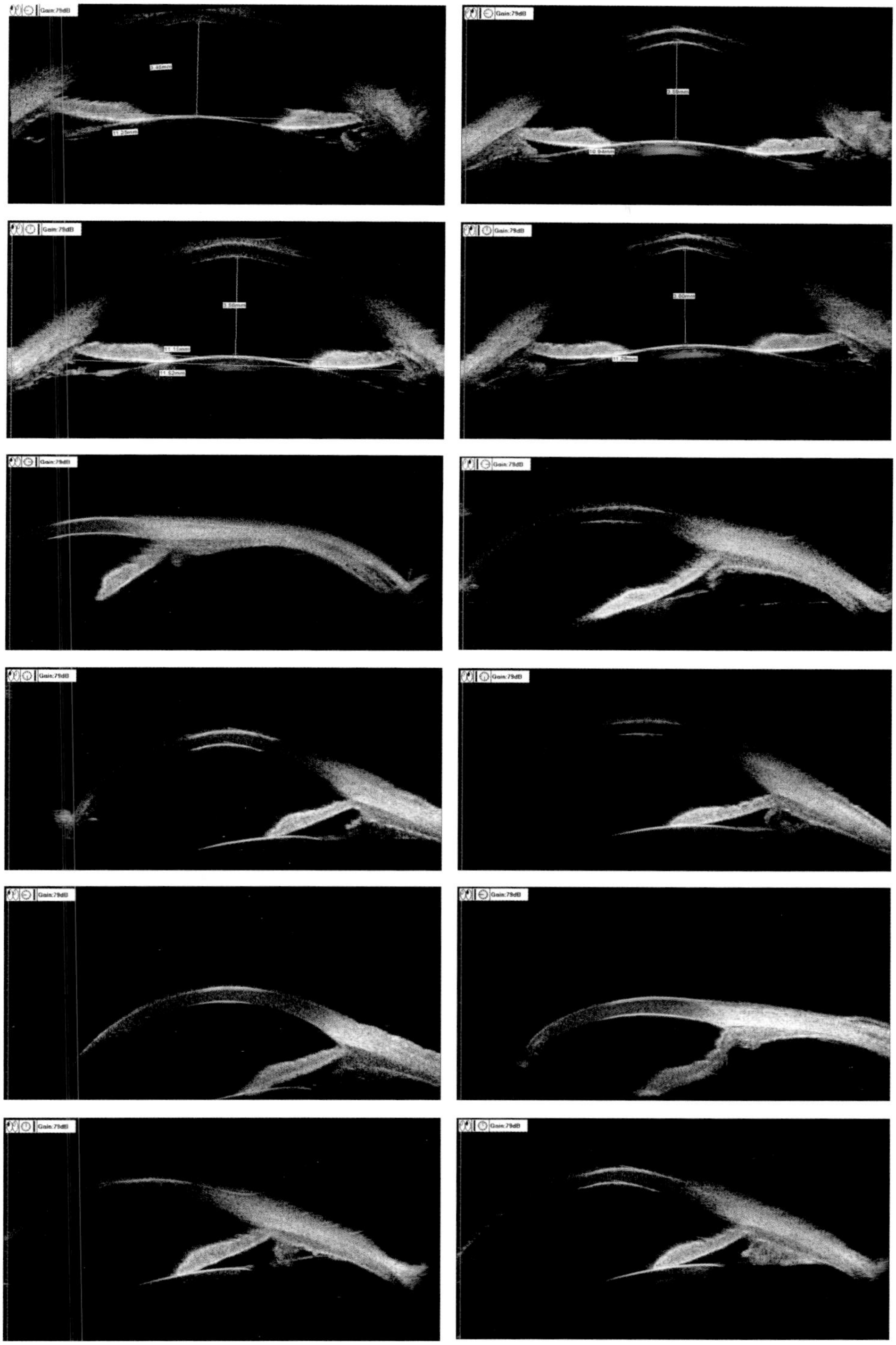

图 3-6 病例 2：双眼 UBM 检查

完善相关辅助检查，通过 OCOS 计算选择 TICL（见图 3-7）。行双眼 TICL 植入手术，手术顺利，术后常规治疗。术后复诊，眼科检查：UCVA 1.0(双)，右眼拱高为 720 μm，左眼拱高为 787 μm（见表 3-4）。

患者信息

手术医生	患者 ID	患者姓名	出生日期	性别	手术眼别
			1997.04.05	女	**OD**

术前数据

BVD	12
球镜	-5.75
柱镜	-4.25
轴向	5
K1	41.12 @ 179
K2	45.25 @ 89
前房深度	3.6
角膜厚度	0.481
白到白（角膜横径）	12.2
角膜接触镜球镜	0
既往的干预措施	没有

汇总报告

计算选中晶体	预期			
	球镜	柱镜	轴向	SEQ
Toric Myopic 13.2mm -11.00/+4.0/X095	-00.31	+00.49	093	-00.07
订购的晶体	预期			
	球镜	柱镜	轴向	SEQ
Toric Myopic 12.6mm				
序列号				

没有晶体被预留，因此无法计算预期屈光状态

计算完成于版本 5.00

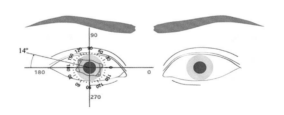

将晶体水平植入后顺时针旋转 14°

晶体对准 166°

此晶体无需行虹膜周切（PI）

患者信息

手术医生	患者 ID	患者姓名	出生日期	性别	手术眼别
			1997.04.05	女	**OS**

术前数据

BVD	12
球镜	-5.5
柱镜	-4.25
轴向	175
K1	41.25 @ 175
K2	45.5 @ 85
前房深度	3.6
角膜厚度	0.474
白到白（角膜横径）	12.1
角膜接触镜球镜	0
既往的干预措施	没有

汇总报告

计算选中晶体	预期			
	球镜	柱镜	轴向	SEQ
Toric Myopic 13.2mm -11.00/+4.0/X085	-00.13	+00.52	085	+00.13
订购的晶体	预期			
	球镜	柱镜	轴向	SEQ
Toric Myopic 12.6mm				
序列号				

没有晶体被预留，因此无法计算预期屈光状态

计算完成于版本 5.00

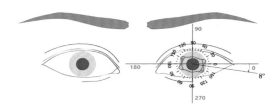

将晶体水平植入后顺时针旋转 8°

晶体对准 172°

此晶体无需行虹膜周切（PI）

图 3-7　病例 2：双眼 OCOS 计算结果及 TICL 旋转图

表 3-4　病例 2：双眼 TICL 植入术后复诊

检查项目	OD	OS
UCVA	1.0	1.0
电脑验光	+0.25/−0.25 × 69	+0.75/−0.75 × 172
眼压 / mmHg	15	14
拱高 / μm	720	787

该病例的思考如下：

（1）该病例双眼散光大，需要植入 TICL，WTW 为 12.0 mm，OCOS 推荐 13.2 型号。

（2）UBM 提示双眼前房深，大部分位置睫状沟较宽，但 STS 与 WTW 差值较大，且 STSL 低，植入 13.2 型号的晶状体拱高可能会偏高。

（3）综合考虑，选择 12.6 型号 TICL，备 13.2 型号。术后视力和拱高理想。

病例 3：综合考虑，调整 OCOS 推荐选择晶状体，术后视力和拱高理想。

患者男，18 岁，因"双眼视力下降 8 年"来诊，眼科检查结果见表 3-5、图 3-8、图 3-9。

表 3-5　病例 3：眼科检查结果

姓名：韩某某　男　2003-1-20		右眼	左眼
视光学检查	主视眼	√	—
	UCVA	0.08	0.08
	BCVA	0.8	0.9
	电脑验光	$-6.00/-2.50 \times 177$	$-5.75/-1.50 \times 173$
	医学验光	$-6.00/-2.50 \times 175$	$-5.50/-1.50 \times 175$
	散瞳验光	$-6.00/-2.50 \times 180$	$-5.25/-1.50 \times 176$
	戴镜度数	$-6.00/-2.50 \times 175$	$-5.50/-1.50 \times 175$
辅助检查	眼压 / mmHg	18	17
	角膜曲率 K1× 轴位	44.0×2	44.3×174
	角膜曲率 K2× 轴位	46.5×92	46.1×84
	眼轴长度 / mm	25.99	25.46
	角膜厚度 / mm	0.512	0.515
	前房深度 / mm	3.52	3.47
	角膜内皮计数 / （个 / mm^2）	2767	3205
	WTW（双脚规）/ mm	12.2	12.2
	WTW（Pentacam）/ mm	12.2	–
	WTW（IOL Master）/ mm	12.4	12.5
	STS（水平）/ mm	11.22	10.82
	STS（垂直）/ mm	11.07	10.80
	STSL（水平）	正常	正常
度数选择及订片处方		$-6.00/-2.50 \times 175$	$-5.50/-1.50 \times 175$
选择的 ICL 型号及度数		12.6，$-10.0/+2.5/085$	12.6，$-8.0/+1.5/085$

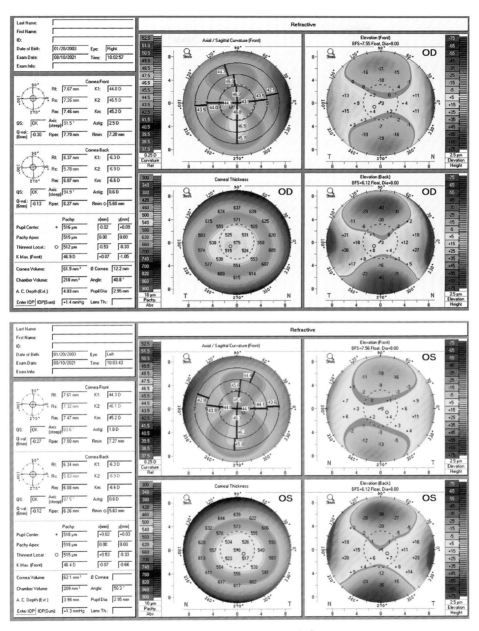

图 3-8　双眼 Pentacam 检查

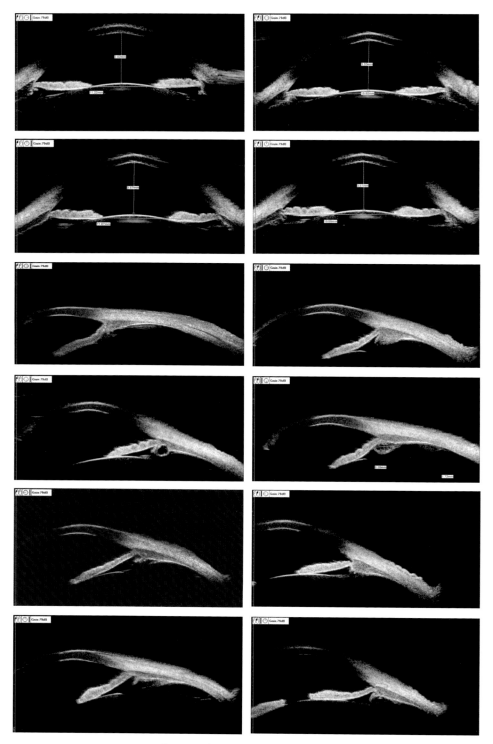

图 3-9 病例 3：双眼 UBM 检查

完善相关辅助检查，通过 OCOS 计算选择 TICL（见图 3-10）。行双眼 TICL 植入术，手术顺利，术后常规治疗。术后复诊，眼科检查：UCVA 1.0（双），右眼拱高为 611 μm，左眼拱高为 720 μm（见表 3-6）。

患者信息

手术医生	患者 ID	患者姓名	出生日期	性别	手术眼别
			2003.01.20	男	**OD**

术前数据

BVD	12
球镜	-6
柱镜	-2.5
轴向	175
K1	44.37 @ 172
K2	46.87 @ 82
前房深度	3.52
角膜厚度	0.512
白到白（角膜横径）	12.2
角膜接触镜球镜	0
既往的干预措施	没有

汇总报告

计算选中晶体	预期			
	球镜	柱镜	轴向	SEQ
Toric Myopic 13.2mm -10.00/+2.5/X085	+00.03	+00.23	084	+00.14
订购的晶体	预期			
	球镜	柱镜	轴向	SEQ
Toric Myopic 12.6mm				
序列号				

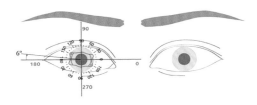

将晶体水平植入后顺时针旋转 6°

晶体对准174°

此晶体无需行虹膜周切（PI）

患者信息

手术医生	患者 ID	患者姓名	出生日期	性别	手术眼别
			2003.01.20	男	**OS**

术前数据

BVD	12
球镜	-5.5
柱镜	-1.5
轴向	175
K1	44.75 @ 175
K2	46.37 @ 85
前房深度	3.47
角膜厚度	0.515
白到白（角膜横径）	12.2
角膜接触镜球镜	0
既往的干预措施	没有

汇总报告

计算选中晶体	预期			
	球镜	柱镜	轴向	SEQ
Toric Myopic 13.2mm -8.00/+1.5/X085	-0.24	+00.16	085	-00.16
订购的晶体	预期			
	球镜	柱镜	轴向	SEQ
Toric Myopic 12.6mm				
序列号				

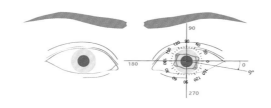

将晶体水平植入后顺时针旋转 9°

晶体对准 171°

此晶体无需行虹膜周切（PI）

图 3-10　病例 3：双眼 OCOS 计算结果及 TICL 旋转图

表 3-6　病例 3：双眼 TICL 植入术后复诊

检查项目	OD	OS
UCVA	1.0	1.0
电脑验光	+0.25/−0.25 × 122	PI/−0.75 × 161
眼压 / mmHg	16	14
拱高 / μm	611	720

该病例的思考如下：

（1）双眼选择 TICL，OCOS 推荐 13.2 型号的晶状体。

（2）UBM 提示 STSL 正常，睫状沟较宽，前房深，但双眼 STS 与 WTW 差距较大。双眼 6 点位可见囊肿，预计囊肿的大小及位置对 TICL 影响不大。参考 STS 大小及形态，考虑选择小一型号的晶状体。

（3）综合考虑，选择双眼 12.6 型号的 TICL，术后视力和拱高满意。

第三节　拱高偏高或偏低病例示教

病例 4：ICL 植入术后拱高偏高，眼前节配适度好，暂观察。

患者男，19 岁，因"双眼视力下降 9 年，戴镜 9 年，拟行屈光手术"来诊，眼科检查结果见表 3-7、图 3-11、图 3-12。

表 3-7 病例 4：眼科检查结果

姓名：刘某某 男 2003-07-11		右眼	左眼
视光学检查	主视眼	—	√
	UCVA	FC/1 m	0.02
	BCVA	1.0	1.0
	电脑验光	−12.50/−2.75 × 2	−11.75/−3.00 × 165
	医学验光	−11.75/−2.75 × 180	−10.75/−3.00 × 165
	散瞳验光	−12.25/−3.00 × 3	−11.50/−3.00 × 167
	戴镜度数	−11.00/−2.50 × 2	−10.00/−2.75 × 168
辅助检查	眼压 / mmHg	17	17
	角膜曲率 K1 × 轴位	44.1 × 9	43.6 × 164
	角膜曲率 K2 × 轴位	45.9 × 99	45.9 × 74
	眼轴长度 / mm	28.37	28.15
	角膜厚度 / mm	0.519	0.528
	前房深度 / mm	3.92	3.92
	角膜内皮计数 / （个 / mm²）	3253.3	3239.2
	WTW（双脚规）/ mm	12.0	12.0
	WTW（Pentacam）/ mm	12.1	12.1
	WTW（IOL Master）/ mm	12.4	12.5
	STS（水平）/ mm	11.75	11.84
	STS（垂直）/ mm	12.12	11.82
	STSL（水平）	低	低
度数选择及订片处方		−11.75/−2.75 × 180	−10.75/−3.00 × 165
选择的 ICL 型号及度数		13.2，−16.0/+2.5/090	13.2，−15.5/+3.0/075

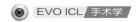

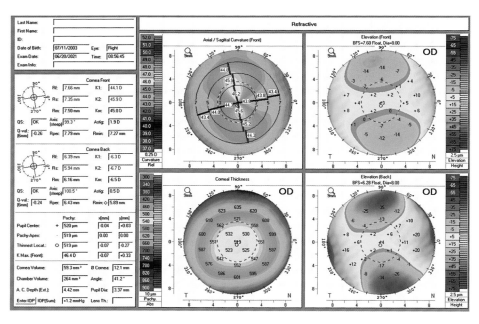

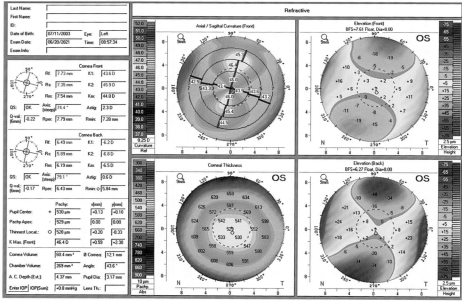

图 3-11　双眼 Pentacam 检查

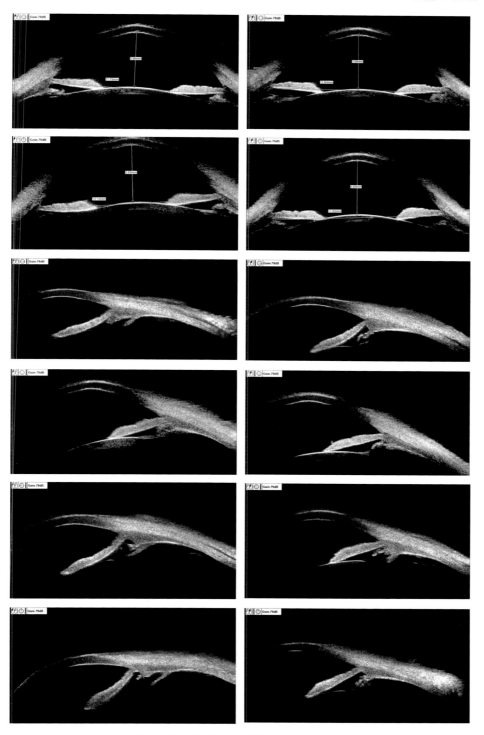

图 3-12　病例 4：双眼 UBM 检查

完善相关辅助检查，通过 OCOS 计算选择 TICL（见图 3-13）。行双眼 TICL 植入术，手术顺利，术后常规治疗。术后 1 天复诊，眼科检查：UCVA 0.8（右）、1.0（左），右眼拱高为 1546 μm，左眼拱高为 1402 μm（见表 3-8）。

患者信息

手术医生	患者 ID	患者姓名	出生日期	性别	手术眼别
			2003.07.11	男	**OD**

术前数据

BVD	12
球镜	-11.75
柱镜	-2.75
轴向	180
K1	44.50 @ 180
K2	46.12 @ 90
前房深度	3.92
角膜厚度	0.509
白到白（角膜横径）	12.0
角膜接触镜球镜	0
既往的干预措施	没有

汇总报告

计算选中晶体	预期			
	球镜	柱镜	轴向	SEQ
Toric Myopic 13.2mm -16.00/+2.5/X090	-0.06	+00.17	090	+00.03
订购的晶体	预期			
	球镜	柱镜	轴向	SEQ
Toric Myopic 13.2mm				
序列号				

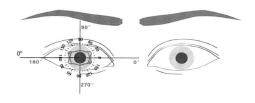

将晶体水平植入后顺时针旋转 0°

晶体对准 180°

此晶体无需行虹膜周切（PI）

患者信息

手术医生	患者 ID	患者姓名	出生日期	性别	手术眼别
			2003.07.11	男	**OS**

术前数据

BVD	12
球镜	-10.75
柱镜	-3.00
轴向	165
K1	43.87 @ 167
K2	46.12 @ 77
前房深度	3.92
角膜厚度	0.502
白到白（角膜横径）	12.0
角膜接触镜球镜	0
既往的干预措施	没有

汇总报告

计算选中晶体	预期			
	球镜	柱镜	轴向	SEQ
Toric Myopic 13.2mm -15.50/+3.0/X075	+00.08	+00.06	081	+00.11
订购的晶体	预期			
	球镜	柱镜	轴向	SEQ
Toric Myopic 13.2mm				
序列号				

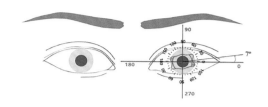

将晶体水平植入后逆时针旋转 7°

晶体对准 7°

此晶体无需行虹膜周切（PI）

图 3-13　病例 4：双眼 OCOS 计算结果及 TICL 旋转图

表 3-8　病例 4：双眼 TICL 晶体植入术后 1 天复诊

检查项目	OD	OS
UCVA	0.8	1.0
电脑验光	+0.75/−0.50 × 149	+0.50
眼压 / mmHg	17	18
拱高 / μm	1546	1402

该病例的思考如下：

（1）OCOS 推荐 13.2 型号的晶状体。

（2）UBM 显示睫状沟形态较宽，双眼 STS 水平直径在 11.8 mm 左右，考虑选择 13.2 型号的 TICL。

（3）术后拱高偏高，但患者前房深度深，眼前节配适度很好，继续随访观察。

病例 5：ICL 植入术后拱高高，先行 ICL 调位，后行 ICL 置换。

患者女，31 岁，因"双眼视力下降 20 年"来诊，眼科检查结果见表 3-9、图 3-14、图 3-15。

表 3-9　病例 5：眼科检查结果

姓名：袁某　女　1989-08-20		右眼	左眼
视光学检查	主视眼	√	—
	UCVA	0.04	0.04
	BCVA	1.0	0.9
	电脑验光	$-10.25/-0.50 \times 167$	-10.50
	医学验光	$-9.75/-0.75 \times 120$	-10.25
	散瞳验光	$-10.25/-0.50 \times 154$	$-10.50/-0.25 \times 174$
辅助检查	眼压 / mmHg	16	15
	角膜曲率 K1 × 轴位	43.1×1	43.3×30
	角膜曲率 K2 × 轴位	44.0×91	44.0×120
	眼轴长度 / mm	26.41	26.55
	角膜厚度 / mm	0.494	0.497
	前房深度 / mm	2.70	2.78
	角膜内皮计数 /（个 / mm²）	2593	2537
	WTW（双脚规）/ mm	11.6	11.6
	WTW（Pentacam）/ mm	11.6	11.6
	WTW（IOL Master）/ mm	11.8	11.8
	STS（水平）/ mm	11.14	11.01
	STS（垂直）/ mm	11.57	11.61
	STSL	偏高	偏高
度数选择及订片处方		$-10.0/-0.50 \times 120$	-10.50
选择的 ICL 型号及度数		12.6，-11.00	12.6，-11.00

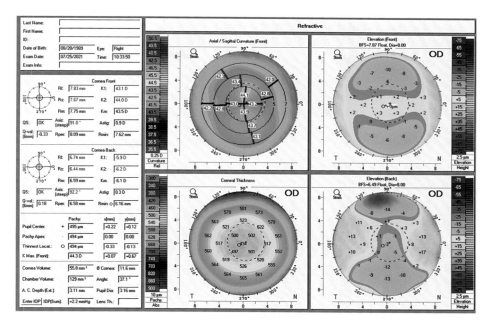

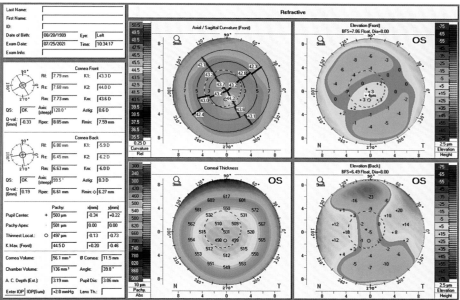

图 3-14　病例 5：双眼 Pentacam 检查

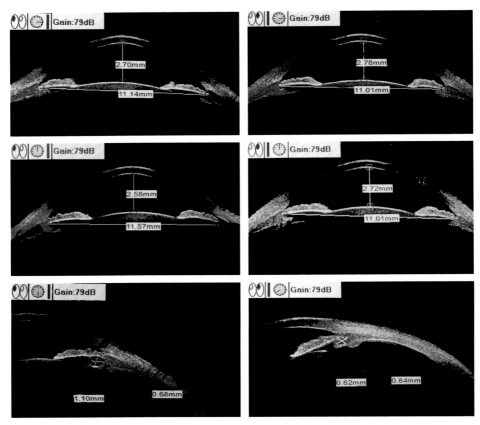

图 3-15　病例 5：双眼 UBM 检查

完善相关辅助检查，通过 OCOS 计算选择 ICL（见图 3-16）。行双眼 ICL 植入术，双眼水平方向植入，术后常规治疗。术后 1 天复诊，裂隙灯检查见双眼前房极浅，拱高 2 CT（双）（见表 3-10）。

患者信息

手术医生	患者 ID	患者姓名	出生日期	性别	手术眼别
			1989.08.20	女	**OD**

术前数据

BVD	12
球镜	-10
柱镜	-0.5
轴向	120
K1	43.5　@ 164
K2	44.25　@ 74
前房深度	2.8
角膜厚度	0.471
白到白（角膜横径）	11.6
角膜接触镜球镜	0
既往的干预措施	没有

汇总报告

计算选中晶体	预期			
	球镜	柱镜	轴向	SEQ
Myopic 12.6mm -11.00	-00.16	+00.38	032	+00.03
订购的晶体	预期			
	球镜	柱镜	轴向	SEQ
Myopic 12.6mm -11.00				
序列号				

该患者的 ACD 值可能超出了使用适应范围。请邮件 customerservice.ag@staar.com 联系客户支持部，以核实您所在地区的 ACD 范围。

计算完成于版本 5.00

患者信息

手术医生	患者 ID	患者姓名	出生日期	性别	手术眼别
			1989.08.20	女	**OS**

术前数据

BVD	12
球镜	-10.5
柱镜	0
轴向	0
K1	43.75 @ 27
K2	44.25 @ 117
前房深度	2.8
角膜厚度	0.474
白到白（角膜横径）	11.6
角膜接触镜球镜	0
既往的干预措施	没有

汇总报告

计算选中晶体	预期			
	球镜	柱镜	轴向	SEQ
Myopic 12.6mm -11.00	-00.17	+00.02	117	-00.16
订购的晶体	预期			
	球镜	柱镜	轴向	SEQ
Myopic 12.6mm -11.00				
序列号				

该患者的 ACD 值可能超出了使用适应症范围。请邮件
联系客户支持部，以核实您所在地区的 ACD 范围。

计算完成于版本 5.00

图 3-16 病例 5：双眼 OCOS 计算结果

表 3-10 病例 5：双眼 ICL 植入术后 1 天复诊

检查项目	OD	OS
UCVA	1.0	1.0
拱高 / μm	2 CT	2 CT

行双眼 ICL 调位术，将 ICL 从水平位调整为垂直位。ICL 调位术后 1 天复诊，眼科检查：UCVA 1.0（右）、0.8（左），右眼拱高为 858 μm，左眼拱高为 829 μm。裂隙灯检查见双眼角膜透明，周边前房浅，瞳孔圆，ICL 透明位正（见表 3-11、图 3-17）。

表 3-11 病例 5：双眼 ICL 调位术后 1 天复诊

检查项目	OD	OS
UCVA	1.0	0.8
电脑验光	+0.50/−0.50 × 163	+0.50/−0.50 × 135
眼压 / mmHg	16	15
拱高 / μm	858	829

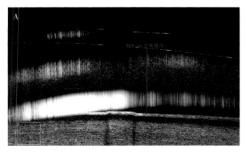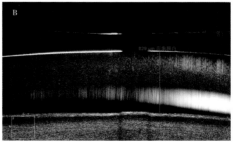

A：右眼拱高为 858 μm；B：左眼拱高为 829 μm

图 3-17 病例 5：前节 OCT 检查

考虑患者术前 ACD 浅，ICL 调位术后周边前房仍浅，行双眼 ICL 置换术，将 12.6 型号的晶状体置换为 12.1 型号，垂直方向植入。ICL 置换术后 1 天复诊，右眼拱高为 310 μm，左眼拱高为 349 μm（见表 3-12）。ICL 置换术后 3 个月复诊，眼科检查：UCVA 1.0（右）、1.2（左），右眼拱高为 275 μm，左眼拱高为 307 μm（见表 3-13、图 3-18）。

表 3-12　病例 5：双眼 ICL 置换术后 1 天复诊

检查项目	OD	OS
UCVA	1.0	1.0
电脑验光	+0.75/-0.50 × 121	+0.75/-0.75 × 133
眼压 / mmHg	17	19
拱高 / μm	310	349

表 3-13　病例 5：双眼 ICL 置换术后 3 个月复诊

检查项目	OD	OS
UCVA	1.0	1.2
电脑验光	+0.25/-0.25 × 115	+0.50/-0.50 × 114
眼压 / mmHg	17	16
拱高 / μm	275	307

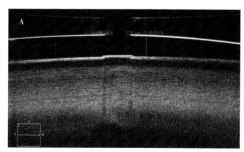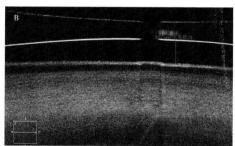

A：右眼拱高为 275 μm；B：左眼拱高为 307 μm

图 3-18　病例 5：前节 OCT 检查

该病例的思考如下：

（1）OCOS 推荐 12.6 型号的 ICL。

（2）UBM 示患者 STS 较小，晶状体的矢高较高，故选择 12.6 型号的 ICL 水平放，术后拱高高。该患者垂直位 STS 较水平位 STS 大 0.5 mm 左右，试行 ICL 调位术。

（3）调位术后，拱高明显下降，但裂隙灯检查依然见周边部前房浅，考虑患者术前 ACD 浅，行 ICL 置换术，换成 12.1 型号的 ICL，术后视力和拱高满意。

病例 6：STS 小、术后拱高偏高，行 ICL 置换。

患者女，32 岁，因"双眼视力下降 20 年"来诊，眼科检查结果见表 3-14、图 3-19、图 3-20。

表 3-14　病例 6：眼科检查结果

姓名：李某　女　1987-03-07		右眼	左眼
视光学检查	主视眼	∨	—
	UCVA	0.1	0.1
	BCVA	0.9	0.9
	电脑验光	−3.75/−2.50×170	−3.75/−2.50×8
	医学验光	−3.50/−2.25×165	−3.25/−2.50×10
	散瞳验光	−3.50/−2.25×173	−3.50/−3.00×12
	戴镜度数	−3.50/−2.25×170	−3.50/−2.50×10
辅助检查	眼压 / mmHg	16	19
	角膜曲率 K1× 轴位	43.5×170	43.4×5
	角膜曲率 K2× 轴位	45.9×80	45.9×95
	眼轴长度 / mm	24.69	24.58
	角膜厚度 / mm	0.474	0.470
	前房深度 / mm	3.36	3.34
	角膜内皮计数 / (个 / mm²)	2815	2944
	WTW（双脚规）/ mm	12.0	12.0
	WTW（Pentacam）/ mm	12.2	12.1
	WTW（IOL Master）/ mm	12.5	12.4
	STS（水平）/ mm	11.39	10.89
	STS（垂直）/ mm	12.13	12.15
	STSL（水平）	偏高	偏高
度数选择及订片处方		−3.50/−2.25×170	−3.50/−2.50×10
选择的 ICL 型号及度数		13.2，−6.50/+2.0/80	13.2，−6.50/+2.0/100

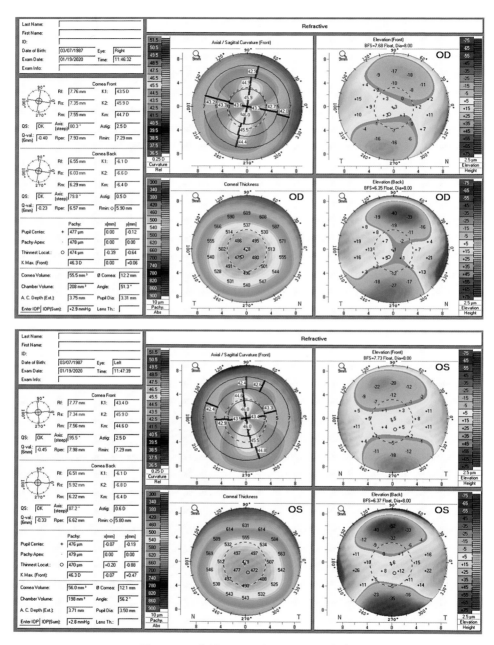

图 3-19　病例 6：双眼 Pentacam 检查

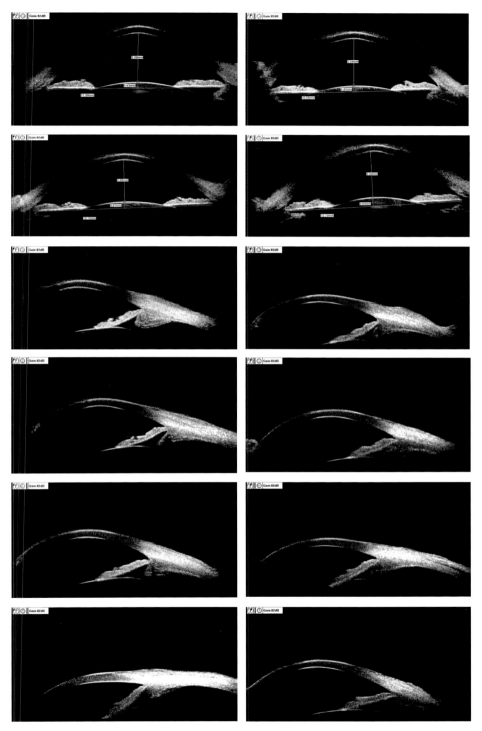

图 3-20 病例 6：双眼 UBM 检查

完善相关辅助检查，通过 OCOS 计算选择 TICL（见图 3-21）。行双眼 TICL 植入手术，手术顺利，术后常规治疗。术后 1 天复诊，双眼拱高偏高，右眼拱高为 1309 μm，左眼拱高为 1315 μm（见表 3-15）。

患者信息

手术医生	患者 ID	患者姓名	出生日期	性别	手术眼别
			1987.03.07	女	**OD**

术前数据

BVD	12
球镜	-3.50
柱镜	-2.25
轴向	170
K1	43.5 @ 170
K2	45.9 @ 80
前房深度	3.28
角膜厚度	0.474
白到白（角膜横径）	11.9
角膜接触镜球镜	0
既往的干预措施	没有

汇总报告

计算选中晶体	预期			
	球镜	柱镜	轴向	SEQ
Toric Myopic 13.2mm -06.50/+2.0/X080	-00.25	+00.46	080	-00.01
订购的晶体	预期			
	球镜	柱镜	轴向	SEQ
VTICMO13.2 -6.50/+2.0/X079	-00.25	+00.46	080	-00.01
序列号	**T533225**			

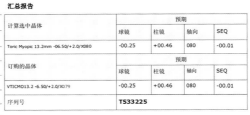

将晶体水平植入后逆时针旋转 1°

晶体对准 1°

此晶体无需行虹膜周切（PI）

患者信息

手术医生	患者 ID	患者姓名	出生日期	性别	手术眼别
			1987.03.07	女	**OS**

术前数据

BVD	12
球镜	-3.50
柱镜	-2.50
轴向	10
K1	43.4 @ 5
K2	45.9 @ 95
前房深度	3.24
角膜厚度	0.470
白到白（角膜横径）	11.9
角膜接触镜球镜	0
既往的干预措施	没有

汇总报告

计算选中晶体	预期			
	球镜	柱镜	轴向	SEQ
Toric Myopic 13.2mm -6.50/+2.0/X100	-00.44	+00.67	100	-00.11
订购的晶体	预期			
	球镜	柱镜	轴向	SEQ
VTICMO13.2 -6.50/+2.0/X096	-00.44	+00.67	100	-00.11
序列号	**T533190**			

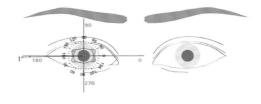

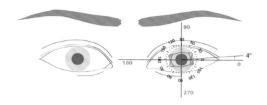

将晶体水平植入后逆时针**旋转** 4°

晶体对准 4°

此晶体无需行虹膜周切（PI）

图 3-21　病例 6：双眼 OCOS 计算结果及 TICL 旋转图

表 3-15　病例 6：双眼 TICL 晶体植入术后第 1 天复诊

检查项目	OD	OS
UCVA	1.0	1.0
电脑验光	$-0.25/-1.00 \times 158$	$+0.25/-1.00 \times 170$
眼压 / mmHg	14	13
拱高 / μm	1309	1315

通过 OCOS 计算选择小一型号的 TICL（见图 3-22），行双眼 TICL 置换术（将 13.2 型号的 TICL 置换为 12.6 型号）。

患者信息

手术医生	患者 ID	患者姓名	出生日期	性别	手术眼别
			1987.03.07	女	**OD**

术前数据

BVD	12
球镜	-3.50
柱镜	-2.25
轴向	170
K1	43.5　@　170
K2	45.9　@　80
前房深度	3.28
角膜厚度	0.474
白到白（角膜横径）	11.9
角膜接触镜球镜	0
既往的干预措施	没有

汇总报告

计算选中晶体	预期			
	球镜	柱镜	轴向	SEQ
Toric Myopic 13.2mm -06.50/+2.0/X080	-00.25	+00.46	080	-00.01

订购的晶体	预期			
	球镜	柱镜	轴向	SEQ
VTICMO12.6　-6.50/+2.0/X092	-00.25	+00.46	080	-00.01

序列号	**T546456**

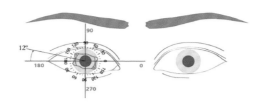

将晶体水平植入后顺时针旋转 12°

晶体对准 168°

此晶体无需行虹膜周切（PI）

患者信息

手术医生	患者 ID	患者姓名	出生日期	性别	手术眼别
			1987.03.07	女	**OS**

术前数据

BVD	12
球镜	-3.50
柱镜	-2.50
轴向	10
K1	43.4 @ 5
K2	45.9 @ 95
前房深度	3.24
角膜厚度	0.470
白到白（角膜横径）	11.9
角膜接触镜球镜	0
既往的干预措施	没有

汇总报告

计算选中晶体	预期			
	球镜	柱镜	轴向	SEQ
Toric Myopic 13.2mm -06.50/+2.0/X100	-00.44	+00.67	100	-00.11
订购的晶体	预期			
	球镜	柱镜	轴向	SEQ
VTICMO12.6 -6.50/+2.0X093	-00.44	+00.67	100	-00.11
序列号	**T546459**			

将晶体水平植入后逆时针旋转 7°

晶体对准 7°

此晶体无需行虹膜周切（PI）

图 3-22　病例 6：双眼 OCOS 计算结果及 TICL 旋转图

术后常规治疗，术后 1 天复诊，眼科检查：UCVA 1.0（双），右眼拱高为 679 μm，左眼拱高为 496 μm（见表 3-16）。术后 3 个月复诊，眼科检查：UCVA 1.0（双），右眼拱高为 659 μm，左眼拱高为 506 μm（见表 3-17、图 3-23）。

表 3-16 病例 6：双眼 TICL 置换术后 1 天复诊

检查项目	OD	OS
UCVA	1.0	1.0
电脑验光	$-0.50/-1.00 \times 168$	$PL/-1.25 \times 170$
眼压 / mmHg	16	15
拱高 / μm	679	496

表 3-17 病例 6：双眼 TICL 置换术后 3 个月复诊

检查项目	OD	OS
UCVA	1.0	1.0
电脑验光	$-0.50/-0.75 \times 162$	$-0.25/-0.75 \times 1$
眼压 / mmHg	15	14
拱高 / μm	659	506

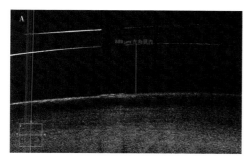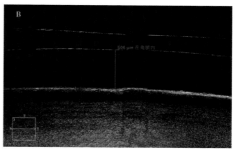

A：右眼拱高为 659 μm；B：左眼拱高为 506 μm

图 3-23 前节 OCT 检查

该病例的思考如下：

（1）该患者 WTW 12.0 mm，OCOS 推荐 13.2 型号的 TICL。

（2）UBM 提示右眼水平位 STS 为 11.39 mm，垂直位 STS 为 12.13 mm；左眼水平位 STS 为 10.89 mm，垂直位 STS 为 12.15 mm。双眼前房深度为 3.34 mm，STSL 稍高，晶状体厚度（LT）正常。考虑植入 13.2 型号的 TICL 拱高可能会偏高，又考虑到患者前房深度尚可，综合考虑，选择 13.2 型号的 TICL，备 12.6 型号的 TICL。

（3）植入 13.2 型号的 TICL 术后拱高偏高，原因为虽然 WTW 符合 13.2 型号的 TICL 选择的标准，双眼晶状体矢高高，但患者的水平 STS 距离较小，睫状沟成窄角，所以 TICL 水平植入术后拱高高。

（4）将 TICL 置换为小一型号的 12.6 的 TICL，视力和拱高理想。

病例 7: STS 小，根据经验，调整 OCOS 推荐选择晶状体，术后拱高低，行 TICL 置换。

患者男，19 岁，因"双眼视力下降 7 年"来诊，眼科检查结果见表 3-18、图 3-24、图 3-25。

表 3-18 病例 7：眼科检查结果

姓名：李某 男 2001-10-27		右眼	左眼
视光学检查	主视眼	√	—
	UCVA	FC/1 m	FC/1 m
	BCVA	1.0	1.0
	电脑验光	$-7.75/-1.50 \times 7$	$-8.50/-1.25 \times 159$
	医学验光	$-7.75/-1.50 \times 5$	$-8.25/-1.25 \times 160$
	散瞳验光	$-7.50/-1.25 \times 13$	$-8.25/-1.25 \times 154$
	戴镜度数	$-8.00/-1.50 \times 14$	$-8.50/-1.25 \times 152$
辅助检查	眼压 / mmHg	19	19
	角膜曲率 K1 × 轴位	43.8×12	44.0×161
	角膜曲率 K2 × 轴位	45.5×102	45.4×71
	眼轴长度 / mm	25.50	25.70
	角膜厚度 / mm	0.539	0.527
	前房深度 / mm	3.05	3.07
	角膜内皮计数 /（个 / mm^2）	2097	2918
	WTW（双脚规）/ mm	11.4	11.4
	WTW（Pentacam）/ mm	11.5	11.4
	WTW（IOL Master）/ mm	11.8	11.9
	STS（水平）/ mm	10.95	10.58
	STS（垂直）/ mm	10.47	11.19
	STSL（水平）	0.57（偏高）	0.59（偏高）
度数选择及订片处方		$-7.75/-1.25 \times 5$	$-8.25/-1.25 \times 160$
选择的 ICL 型号及度数		12.1，$-10.0/+1.0/088$	12.1，$-10.5/+1.0/073$

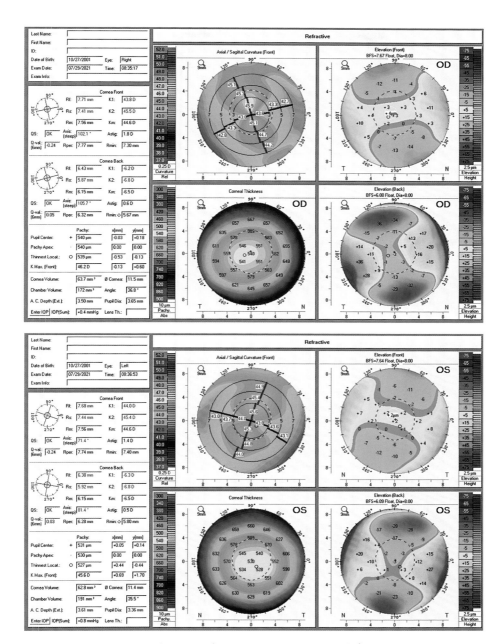

图 3-24 病例 7：双眼 Pentacam 检查

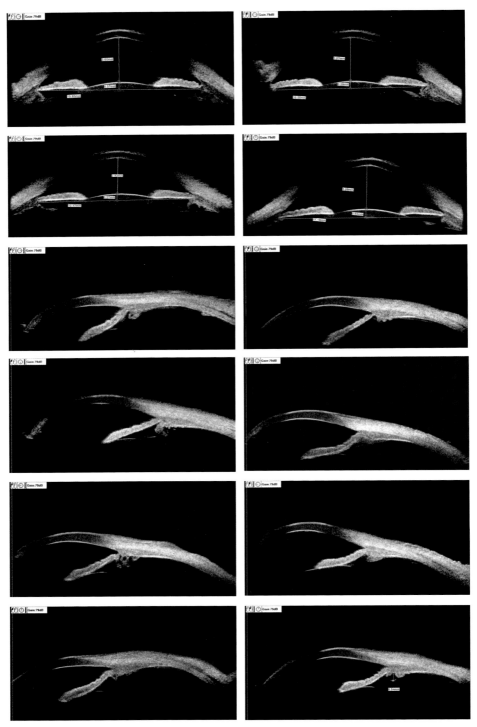

图 3-25　病例 7：双眼 UBM 检查

完善相关辅助检查，通过 OCOS 计算选择 TICL（见图 3-26）。行双眼 TICL 植入术，手术顺利。术后第 1 天复诊，眼科检查：UCVA 1.0（双），右眼拱高为 176 μm，左眼拱高为 211 μm（见表 3-19）。

患者信息

手术医生	患者 ID	患者姓名	出生日期	性别	手术眼别
			2001.10.27	男	**OD**

术前数据

BVD	12
球镜	-7.75
柱镜	-1.25
轴向	5
K1	44 @ 6
K2	45.5 @ 96
前房深度	2.95
角膜厚度	0.539
白到白（角膜横径）	11.5
角膜接触镜球镜	0
既往的干预措施	没有

汇总报告

计算选中晶体	预期			
	球镜	柱镜	轴向	SEQ
Toric Myopic 12.6mm -10.00/+1.0/X095	+00.00	+00.25	095	+00.12
订购的晶体	预期			
	球镜	柱镜	轴向	SEQ
Toric Myopic 12.1mm				
序列号				

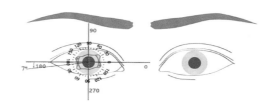

将晶体水平植入后逆时针旋转 7°

晶体对准 7°

此晶体无需行虹膜周切（PI）

患者信息

手术医生	患者 ID	患者姓名	出生日期	性别	手术眼别
			2001.10.27	男	**OS**

术前数据

BVD	12
球镜	-8.25
柱镜	-1.25
轴向	160
K1	44.25 @ 163
K2	45.62 @ 73
前房深度	3
角膜厚度	0.527
白到白（角膜横径）	11.5
角膜接触镜球镜	0
既往的干预措施	没有

汇总报告

计算选中晶体	预期			
	球镜	柱镜	轴向	SEQ
Toric Myopic 12.6mm -10.50/+1.0/X070	-00.02	+00.24	071	+00.10
订购的晶体	预期			
	球镜	柱镜	轴向	SEQ
Toric Myopic 12.1mm				
序列号				

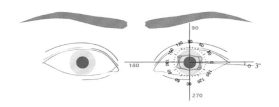

将晶体水平植入后顺时针旋转 3°

晶体对准 177°

此晶体无需行虹膜周切（PI）

图 3-26　病例 7：双眼 OCOS 计算结果及 TICL 旋转图

表 3-19　病例 7：双眼 TICL 植入术后 1 天复诊

检查项目	OD	OS
UCVA	1.0	1.0
电脑验光	+0.50/−0.50 × 99	+0.75/−1.00 × 138
眼压 / mmHg	19	19
拱高 / μm	176	211

考虑患者双眼拱高偏低，通过 OCOS 计算，选择大一型号的 TICL（见图 3-27）。行双眼 TICL 置换术（将 12.1 型号的 TICL 置换为 12.6 型号），术后常规治疗。

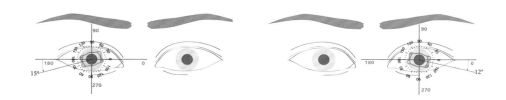

将晶体水平植入后逆时针旋转 15°

晶体对准 15°

此晶体无需行虹膜周切（PI）

将晶体水平植入后顺时针旋转 12°

晶体对准 168°

此晶体无需行虹膜周切（PI）

图 3-27　病例 7：双眼 12.6 型号的 TICL 旋转图

TICL 置换术后 1 天复诊，眼科检查：UCVA 1.0（双），右眼拱高为 387 μm，左眼拱高为 365 μm（见表 3-20）。术后 1 月复诊，眼科检查：UCVA 1.2（右）、1.0（左），右眼拱高为 346 μm，左眼拱高为 314 μm（见表 3-21、图 3-28）。

表 3-20 病例 7：TICL 置换术后 1 天复诊

检查项目	OD	OS
UCVA	1.0	1.0
电脑验光	+0.50/−0.50 × 102	+0.75/−0.75 × 151
眼压 / mmHg	19	20
拱高 / μm	387	365

表 3-21 病例 7：TICL 置换术后 1 月复诊

检查项目	OD	OS
UCVA	1.2	1.0
电脑验光	+0.25/−0.25 × 100	+0.50/−0.75 × 144
眼压 / mmHg	19	19
拱高 / μm	346	314

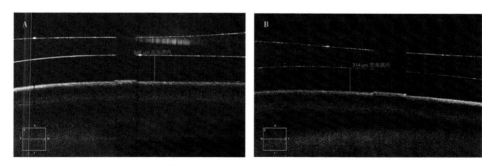

A：右眼拱高为 346 μm；B：左眼拱高为 314 μm

图 3-28 病例 7：前节 OCT 检查

该病例的思考如下：

（1）双眼植入 TICL，OCOS 推荐 12.6 型号的晶状体。

（2）考虑双眼 STS 小，睫状沟夹角成窄角，前房深度不大，植入 12.6 型号的 TICL 拱高可能偏高。

（3）综合考虑，选择 12.1 型号的 TICL，近水平方向植入。

（4）尽管 UBM 提示双眼 STS 小，睫状沟形态尚可，但是患者双眼 STSL 偏高，晶状体前凸部分会占用一部分拱高，导致 12.1 型号的 TICL 植入后拱高偏低。

（5）在选择晶状体型号时，需要结合 WTW、STS、睫状沟的形态、STSL 及前房深度等综合考虑，任一重要指标都不可被轻视或忽视。

病例 8：ICL 植入术后拱高逐渐降低，暂随访观察。

患者女，18 岁，因"双眼视力下降 8 年"来诊，眼科检查结果见表 3-22、图 3-29、图 3-30。

表 3-22 病例 8：眼科检查结果

姓名：高某某 女 2002-11-04		右眼	左眼
视光学检查	主视眼	√	—
	BCVA	1.0	1.0
	电脑验光	$-7.50/-0.25 \times 67$	$-8.50/-0.50 \times 172$
	医学验光	-7.50	$-8.00/-0.75 \times 145$
	散瞳验光	$-7.00/-0.50 \times 65$	$-8.00/-0.50 \times 166$
	戴镜度数	$-6.75/-0.50 \times 91$	$-8.00/-0.50 \times 104$
辅助检查	眼压 / mmHg	16	17
	角膜曲率 K1× 轴位	43.9×26	44.4×170
	角膜曲率 K2× 轴位	44.7×116	45.3×80
	眼轴长度 / mm	25.98	26.27
	角膜厚度 / mm	0.522	0.527
	前房深度 / mm	2.95	2.81
	角膜内皮计数 /（个 / mm²）	3611	2869
	WTW（双脚规）/ mm	11.0	11.0
	WTW（Pentacam）/ mm	11.1	11.0
	WTW（IOL Master）/ mm	11.4	11.5
	STS（水平）/ mm	10.95	10.52
	STS（垂直）/ mm	11.57	11.36
	STSL（水平）	正常	正常
度数选择及订片处方		-7.25	$-8.00/-0.50 \times 145$
选择的 ICL 型号及度数		12.1，-8.50	12.1，-9.50

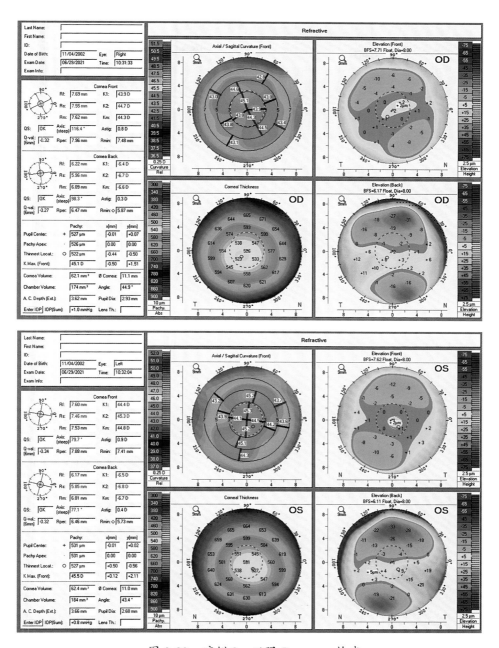

图 3-29 病例 8：双眼 Pentacam 检查

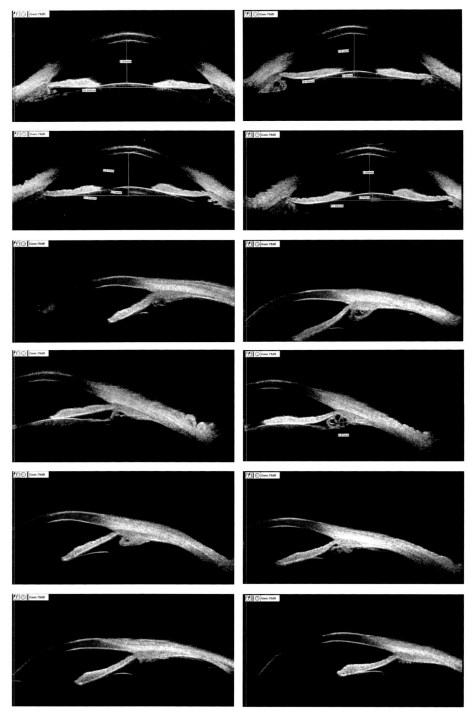

图 3-30 病例 8：双眼 UBM 检查

完善相关辅助检查，通过 OCOS 计算选择 ICL（见图 3-31）。行双眼 ICL 植入术，手术顺利，术后常规治疗。术后 1 个月复诊，眼科检查：UCVA 1.2（右）、1.0（左），右眼拱高为 128 μm，左眼拱高为 170 μm，拱高偏低。术后 5 个月复诊，眼科检查：UCVA 1.2（右）、1.0（左），右眼拱高为 77 μm，左眼拱高为 166 μm，拱高进一步降低（见表 3-23、图 3-32）。

患者信息

手术医生	患者 ID	患者姓名	出生日期	性别	手术眼别
			2002.11.04	女	**OD**

术前数据

BVD	12
球镜	-7.25
柱镜	0
轴向	0
K1	44.37 @ 2
K2	45.12 @ 92
前房深度	3.1
角膜厚度	0.498
白到白（角膜横径）	11
角膜接触镜球镜	0
既往的干预措施	没有

汇总报告

计算选中晶体	预期			
	球镜	柱镜	轴向	SEQ
Myopic 12.1mm -8.50	+00.17	+00.03	092	+00.18
订购的晶体	预期			
	球镜	柱镜	轴向	SEQ
Myopic 12.1mm -8.50				
序列号				

患者信息

手术医生	患者 ID	患者姓名	出生日期	性别	手术眼别
			2002.11.04	女	**OS**

术前数据

BVD	12
球镜	-8
柱镜	-0.5
轴向	145
K1	44.62 @ 174
K2	45.5 @ 84
前房深度	3.15
角膜厚度	0.508
白到白（角膜横径）	11
角膜接触镜球镜	0
既往的干预措施	没有

汇总报告

计算选中晶体	预期			
	球镜	柱镜	轴向	SEQ
Myopic 12.1mm -9.50	-00.09	+00.42	057	+00.12
订购的晶体	预期			
	球镜	柱镜	轴向	SEQ
Myopic 12.1mm -9.50				
序列号				

图 3-31　病例 8：双眼 OCOS 计算结果

表 3-23 病例 8：双眼 ICL 植入术后复诊结果

时间	UCVA		电脑验光	眼压 / mmHg	拱高 / μm
术后 1 天	OD	1.0	+1.00/−0.75×110	16	272
	OS	1.0	+1.00/−1.50×137	18	314
术后 1 周	OD	1.2	+0.25/−0.25×115	14	214
	OS	1.0	+0.50/−0.75×151	16	304
术后 1 个月	OD	1.2	+0.75/−0.50×102	14	128
	OS	1.0	+0.25/−0.25×131	15	170
术后 5 个月	OD	1.2	PL/−0.25×112	15	77
	OS	1.0	PL/−0.50×145	16	166

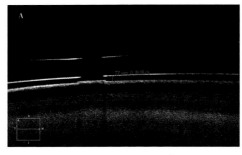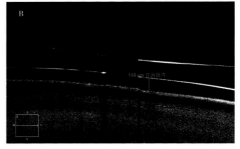

A：右眼拱高为 77 μm，B：左眼拱高为 166 μm

图 3-32 病例 8：前节 OCT 检查

该病例的思考如下：

（1）OCOS 推荐 12.1 型号的 ICL。

（2）UBM 提示双眼水平 STS 与 WTW 相差不大，STSL 正常，但睫状沟角度偏大，呈钝角，12.1 型号的 ICL 拱高可能会偏低，12.6 型号的 ICL 拱高会偏高。综合考虑，最终选择双眼 12.1 型号的 ICL 水平植入。

（3）患者术后 1 个月拱高偏低，术后 5 个月拱高进一步降低，与患者沟通，择期行双眼 UBM 检查，订 12.6 ICL 备片，预备择期行双眼 ICL 置换术。

病例 9：TICL 植入术后拱高逐渐降低，行 TICL 调位术，术后视力和拱高理想。

患者女，27 岁，因"要求脱镜"来诊，眼科检查结果见表 3-24、图 3-33、图 3-34。

表 3-24　病例 9：眼科检查结果

姓名：李某某　女　1995-03-29		右眼	左眼
视光学检查	主视眼	√	—
	UCVA	0.05	0.05
	BCVA	1.0	1.0
	电脑验光	−8.00/−1.25 × 4	−7.00/−1.25 × 174
	医学验光	−8.00/−1.00 × 10	−7.00/−1.25 × 165
	散瞳验光	−7.50/−1.25 × 4	−6.75/−1.25 × 171
	戴镜度数	−7.50	−7.25/−1.00 × 2
辅助检查	眼压 / mmHg	17	18
	角膜曲率 K1 × 轴位	42.6 × 3	42.0 × 179
	角膜曲率 K2 × 轴位	43.8 × 93	43.5 × 89
	眼轴长度 / mm	26.97	26.69
	角膜厚度 / mm	0.528	0.529
	前房深度 / mm	3.05	2.96
	角膜内皮计数 / (个 / mm²)	2717	2870
	WTW（双脚规）/ mm	11.40	11.50
	WTW（Pentacam）/ mm	11.30	11.50
	WTW（IOL Master）/ mm	11.80	12.00
	STS（水平）/ mm	11.07	11.36
	STS（垂直）/ mm	12.02	11.86
度数选择及订片处方		−8.00/−1.00 × 10	−7.00/−1.25 × 165
选择的 ICL 型号及度数		12.6，−10.0/+1.0/113	12.6，−9.0/+1.0/076

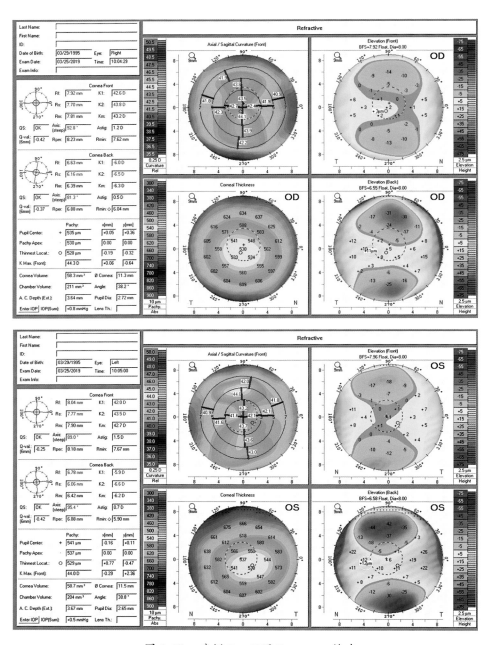

图 3-33　病例 9：双眼 Pentacam 检查

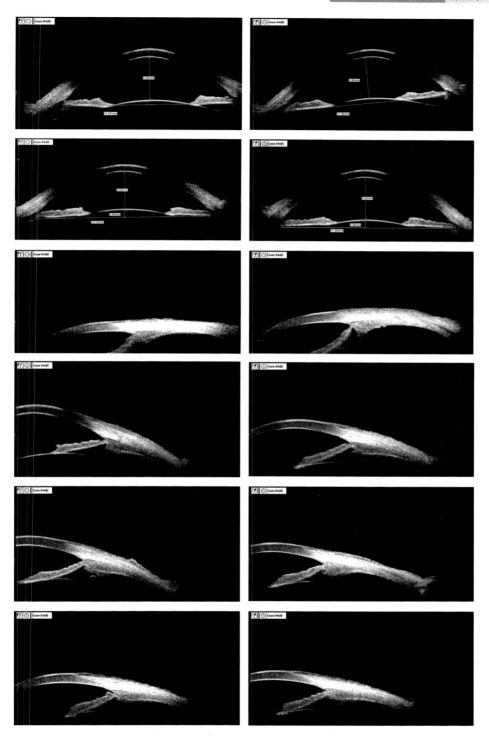

图 3-34 病例 9：双眼 UBM 检查

完善相关辅助检查，通过 OCOS 计算选择 TICL（见图 3-35）。行双眼 TICL 植入术，手术顺利，术后常规治疗。术后 1 年复诊，眼科检查：UCVA 1.2（双），右眼拱高为 186 μm，左眼拱高为 131 μm（见表 3-25）。

患者信息

手术医生	患者 ID	患者姓名	出生日期	性别	手术眼别
			1995.03.29	女	**OD**

术前数据

BVD	12
球镜	-8.00
柱镜	-1.00
轴向	10
K1	42.87　@　4
K2	44.00　@　94
前房深度	3.12
角膜厚度	0.521
白到白（角膜横径）	11.45
角膜接触镜球镜	0
既往的干预措施	没有

汇总报告

计算选中晶体	预期			
	球镜	柱镜	轴向	SEQ
Toric Myopic 12.6mm -10.00/+1.0/X100	-00.02	+00.04	093	+00.00

订购的晶体	预期			
	球镜	柱镜	轴向	SEQ
Toric Myopic 12.6mm				
序列号				

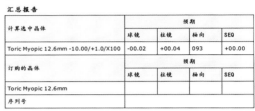

将晶体水平植入后顺时针旋转 13°

晶体对准 167°

此晶体无需行虹膜周切（PI）

患者信息

手术医生	患者 ID	患者姓名	出生日期	性别	手术眼别
			1995.03.29	女	**OS**

术前数据

BVD	12
球镜	-7.00
柱镜	-1.25
轴向	165
K1	42.62　@　177
K2	43.62　@　87
前房深度	3.09
角膜厚度	0.527
白到白（角膜横径）	11.45
角膜接触镜球镜	0
既往的干预措施	没有

汇总报告

计算选中晶体	预期			
	球镜	柱镜	轴向	SEQ
Toric Myopic 12.6mm -9.00/+1.0/X075	-00.19	+00.25	077	-00.07

订购的晶体	预期			
	球镜	柱镜	轴向	SEQ
VTICMO12.6 -9.00/+1.0/X076	-00.19	+00.25	077	-00.07
序列号	**T430796**			

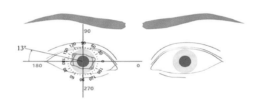

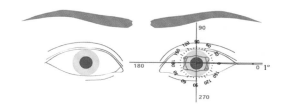

将晶体水平植入后顺时针旋转 1°

晶体对准 179°

此晶体无需行虹膜周切（PI）

图 3-35　病例 9：双眼 OCOS 计算结果及 TICL 旋转图

表 3-25　病例 9：双眼 TICL 植入术后随访

时间	UCVA		电脑验光	眼压 / mmHg	拱高 / μm
术后 1 天	OD	1.2	+0.75/−0.75 × 148	16	493
	OS	1.2	+0.50/−0.50 × 176	18	419
术后 1 周	OD	1.2	+0.50/−0.50 × 154	18	400
	OS	1.2	+0.25/−0.25 × 176	17	350
术后 1 月	OD	1.2	+0.75/−0.50 × 152	16	300
	OS	1.2	+0.25/−0.25 × 3	15	250
术后 1 年	OD	1.2	+0.25/−0.25 × 146	15	186
	OS	1.2	PL/−0.25 × 3	16	131

　　该患者 TICL 植入术后拱高逐渐下降，我们考虑这可能与晶状体襻在睫状沟内的位置变化有关，行 UBM 检查见双眼 TICL 襻滑脱于睫状沟后部（见图 3-36）。

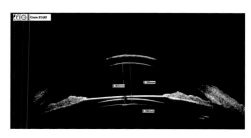

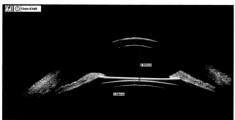

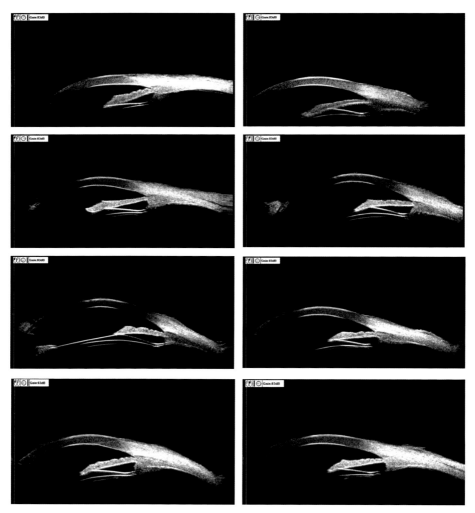

图 3-36　病例 9：双眼 TICL 术后 UBM 检查

注：TICL 襻滑到睫状沟下方。

完善相关辅助检查，行双眼 TICL 原位调位术，将双眼 TICL 襻上调，调整到睫状突上，术后常规复诊。TICL 调位术后 6 个月，右眼拱高为 291 μm，左眼拱高为 237 μm（见表 3-26、图 3-37）。

表 3-26　病例 9：双眼 ICL 调位术后随访

时间		调位后 1 天	调位后 1 周	调位后 1 个月	调位后 6 个月
拱高 / μm	OD	301	259	288	291
	OS	310	285	266	237

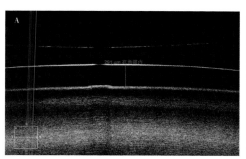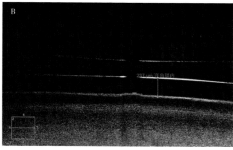

A：右眼拱高为 291 μm；B：左眼拱高为 237 μm

图 3-37　病例 9：TICL 调位术后 6 个月前节 OCT 检查

该病例的思考如下：

（1）睫状沟的形态和晶状体襻的位置都会对拱高造成一定的影响。

（2）对于 ICL 植入术后拱高不理想的情况，必要时可行 UBM 检查。

病例 10：ICL 植入术后拱高逐渐降低，行左眼 ICL 置换术，术后视力和拱高满意

患者，女，31 岁，因"要求脱镜"来诊，眼科检查结果见表 3-27、图 3-38、图 3-39。

表 3-27　病例 10：眼科检查结果

姓名：李某某　女　1987-02-07		右眼	左眼
视光学检查	主视眼	√	—
	UCVA	0.06	0.04
	BCVA	1.0	1.0
	电脑验光	−4.50/−0.75 × 150	−6.00/−0.25 × 12
	医学验光	−4.25/−0.50 × 140	−6.00/−0.50 × 20
	散瞳验光	−3.75/−0.75 × 152	−5.50/−0.50 × 12
辅助检查	眼压 / mmHg	16	19
	角膜曲率 K1× 轴位	44.0 × 136	44.5 × 41
	角膜曲率 K2× 轴位	44.8 × 46	44.8 × 131
	眼轴长度 / mm	26.97	26.69
	角膜厚度 / mm	0.491	0.488
	前房深度 / mm	3.40	3.21
	角膜内皮计数 /（个 / mm^2）	2784	2500

续表

姓名：李某某 女 1987-02-07		右眼	左眼
辅助检查	WTW（双脚规）/ mm	11.5	11.5
	WTW（Pentacam）/ mm	11.5	11.4
	WTW（IOL Master）/ mm	11.9	11.7
	STS（垂直）/ mm	12.6	12.22
度数选择及订片处方		−4.25/−0.50 × 140	−5.75/−0.50 × 10
选择的 ICL 型号及度数		12.6，−5.00	12.6，−7.00

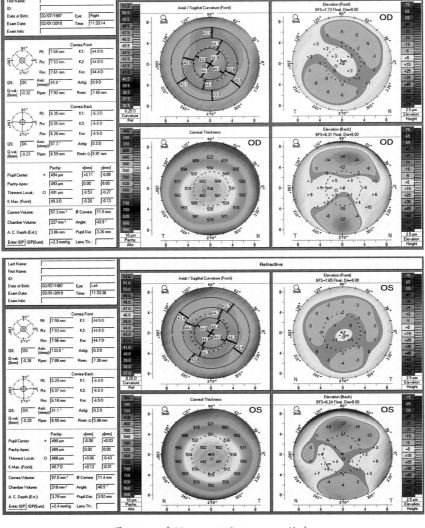

图 3-38　病例 10：双眼 Pentacam 检查

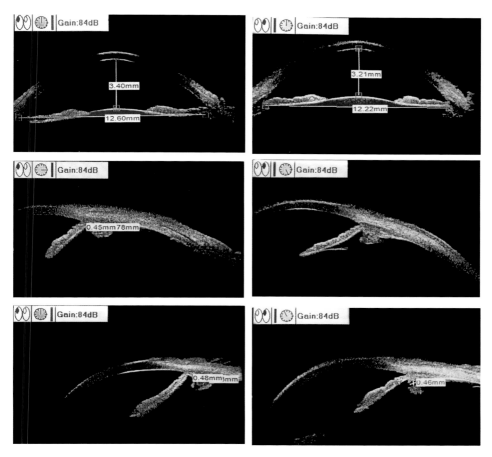

图 3-39　病例 10：双眼 UBM 检查

完善相关辅助检查，通过 OCOS 计算选择 ICL（见图 3-40）。行双眼 ICL 植入术，手术顺利，术后常规治疗。术后随访，发现左眼拱高逐渐降低，术后 6 个月复诊，眼科检查：UCVA 1.2（双），右眼拱高为 250 μm，左眼拱高为 80 μm（见表 3-28、图 3-41）。

患者信息

手术医生	患者 ID	患者姓名	出生日期	性别	手术眼别
			1987.02.07	女	**OD**

术前数据

BVD	12	
球镜	-4.25	
柱镜	-0.50	
轴向	140	
K1	44.12	@ 148
K2	44.15	@ 58
前房深度	3.40	
角膜厚度	0.479	
白到白（角膜横径）	11.5	
角膜接触镜球镜	0	
既往的干预措施	没有	

汇总报告

计算选中晶体	预期			
	球镜	柱镜	轴向	SEQ
Myopic 12.6mm -5.00	-00.55	+00.44	050	-00.33
订购的晶体	预期			
	球镜	柱镜	轴向	SEQ
Myopic 12.6mm -5.00				
序列号				

患者信息

手术医生	患者 ID	患者姓名	出生日期	性别	手术眼别
			1987.02.07	女	**OS**

术前数据

BVD	12	
球镜	-5.75	
柱镜	-0.50	
轴向	10	
K1	44.50	@ 83
K2	44.87	@ 173
前房深度	3.21	
角膜厚度	0.475	
白到白（角膜横径）	11.5	
角膜接触镜球镜	0	
既往的干预措施	没有	

汇总报告

计算选中晶体	预期			
	球镜	柱镜	轴向	SEQ
Myopic 12.6mm -07.00	-00.21	+00.41	100	+00.00
订购的晶体	预期			
	球镜	柱镜	轴向	SEQ
Myopic 12.6mm -07.00				
序列号				

图 3-40　病例 10：双眼 OCOS 计算结果

表 3-28　病例 10：双眼 ICL 植入术后随访

时间	UCVA		电脑验光	眼压 / mmHg	拱高 / μm
术后 1 天	OD	0.8	PL/−0.50 × 153	13	413
	OS	1.0	+0.50/−0.50 × 135	14	413
术后 1 周	OD	1.0	PL/−0.50 × 145	13	362
	OS	1.2	PL/−0.25 × 146	15	390

续表

时间		UCVA	电脑验光	眼压 / mmHg	拱高 / μm
术后 1 月	OD	1.2	+0.25/−0.50 × 145	16	330
	OS	1.2	+0.25/−0.25 × 150	15	330
术后 3 月	OD	1.2	PL/−0.75 × 150	13	250
	OS	1.2	+0.25/−0.25 × 159	14	250
术后 6 月	OD	1.2	+0.25/−0.50 × 141	12	250
	OS	1.2	+0.50/−0.25 × 150	14	80

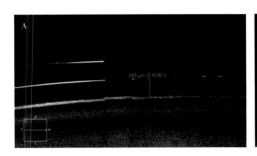 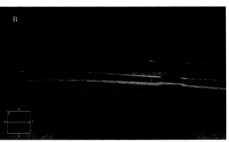

A：右眼拱高为 250 μm；B：左眼拱高为 80 μm

图 3-41 病例 10：ICL 植入术后 6 个月前节 OCT 检查

完善相关检查，行左眼 ICL 置换（12.6 型号的 ICL 置换为 13.2 型号），术后常规治疗。左眼 ICL 置换术后 3 个月复诊，眼科检查：UCVA 1.0（右）、1.2（左），右眼拱高为 239 μm，左眼拱高为 497 μm（见表 3-29）。

表 3-29 病例 10：左眼 ICL 置换术后随访

时间		UCVA	电脑验光	眼压 / mmHg	拱高 / μm
术后 1 天	OD	1.2	+0.25/−0.50 × 151	13	240
	OS	1.0	+1.00/−1.25 × 127	14	547
术后 1 周	OD	1.0	−0.25/−0.50 × 149	13	250
	OS	1.2	+0.75/−1.00 × 127	11	500
术后 1 月	OD	1.0	−0.75/−0.50 × 146	12	256
	OS	1.2	+0.75/−1.00 × 132	15	512
术后 3 月	OD	1.0	PL/−0.50 × 143	14	239
	OS	1.2	+0.75/−0.75 × 127	13	497

该病例的思考如下：

左眼 ICL 植入术后拱高逐渐降低的原因是什么？

病例 11：ICL 植入术后拱高逐渐降低，行右眼 ICL 调位，左眼 ICL 置换，术后视力和拱高满意。

患者女，19 岁，因"要求脱镜"来诊，检查结果见表 3-30、图 3-42、图 3-43。

表 3-30　病例 11：眼科检查结果

姓名：胡某某　女　1997-07-06		右眼	左眼
视光学检查	主视眼	√	—
	UCVA	0.1	0.02
	BCVA	1.0	1.0
	电脑验光	$-10.25/-0.25 \times 171$	$-9.50/-0.50 \times 173$
	医学验光	$-10.00/-0.25 \times 170$	$-9.50/-0.50 \times 175$
	散瞳验光	$-9.75/-0.50 \times 157$	$-9.00/-0.75 \times 171$
辅助检查	眼压 / mmHg	15	15
	角膜曲率 K1× 轴位	43.9×154	43.6×27
	角膜曲率 K2× 轴位	44.5×64	44.6×117
	眼轴长度 / mm	26.47	26.30
	角膜厚度 / mm	0.509	0.507
	前房深度 / mm	2.66	2.72
	角膜内皮计数 / （个 / mm²）	2785	2678
	WTW（双脚规）/ mm	11.08	11.08
	WTW（Pentacam）/ mm	11.0	11.1
	WTW（IOL Master）/ mm	11.7	11.6
	STS（水平）/ mm	11.06	11.86
	STS（垂直）/ mm	12.16	12.18
	STSL	偏高	偏高
度数选择及订片处方		$-10.00/-0.25 \times 170$	$-9.50/-0.50 \times 175$
选择的 ICL 型号及度数		12.6，−10.5，垂直放	12.1，−10.5，水平放

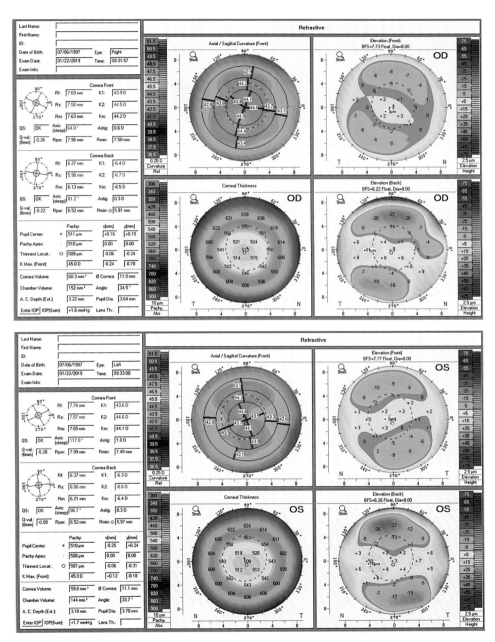

图 3-42　病例 11：双眼 Pentacam 检查

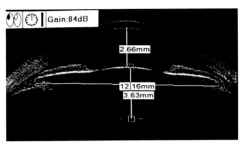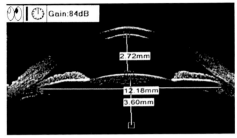

图 3-43　病例 11：双眼 UBM 检查

考虑患者 WTW 小，前房浅，STSL 偏高，通过 OCOS 计算选择 ICL（见图 3-44）。行双眼 ICL 植入术，给予右眼 12.6 型号的 ICL 垂直放，左眼 12.1 型号的 ICL 水平放。术后 1 天复诊，眼科检查：UCVA 1.0（双），右眼拱高为 163 μm，左眼拱高为 86 μm。术后 1 周复诊，眼科检查：UCVA 0.8（右）、1.0（左），右眼拱高为 144 μm，左眼拱高为 70 μm（见表 3-31、图 3-45）。

患者信息

手术医生	患者 ID	患者姓名	出生日期	性别	手术眼别
			1997.07.06	女	**OD**

术前数据

BVD	12
球镜	-10
柱镜	-0.25
轴向	170
K1	44.00　@ 141
K2	44.62　@ 51
前房深度	2.80
角膜厚度	0.487
白到白（角膜横径）	11.08
角膜接触镜球镜	0
既往的干预措施	没有

汇总报告

计算选中晶体	预期			
	球镜	柱镜	轴向	SEQ
Myopic 12.1mm -10.50	-00.41	+00.21	077	-00.31
订购的晶体	预期			
	球镜	柱镜	轴向	SEQ
Myopic 12.6mm -10.50				
序列号				

该患者的 ACD 值可能超出了使用适应症范围。请邮件联系客户支持部，以核实您所在地区的 ACD 范围。

计算完成于版本 5.00

患者信息

手术医生	患者 ID	患者姓名	出生日期	性别	手术眼别
			1997.07.06	女	**OS**

术前数据

BVD	12
球镜	-9.50
柱镜	-0.50
轴向	175
K1	43.75　@ 28
K2	44.37　@ 118
前房深度	2.80
角膜厚度	0.492
白到白（角膜横径）	11.08
角膜接触镜球镜	0
既往的干预措施	没有

汇总报告

计算选中晶体	预期			
	球镜	柱镜	轴向	SEQ
Myopic 12.1mm -10.50	-00.21	+00.40	087	-00.01
订购的晶体	预期			
	球镜	柱镜	轴向	SEQ
Myopic 12.1mm -10.50				
序列号				

该患者的 ACD 值可能超出了使用适应症范围。请邮件联系客户支持部，以核实您所在地区的 ACD 范围。

计算完成于版本 5.00

图 3-44　病例 11：双眼 OCOS 计算结果

表 3-31　病例 11：双眼 ICL 植入术后复诊

时间	UCVA		电脑验光	眼压 / mmHg	拱高 / μm
术后 1 天	OD	1.0	+0.25/−1.00 × 155	16	163
	OS	1.0	+0.25/−0.75 × 129	15	86
术后 1 周	OD	0.8	−0.25/−0.50 × 160	17	144
	OS	1.0	+0.50/−0.75 × 159	18	70

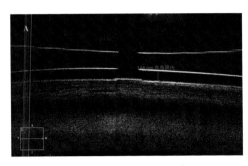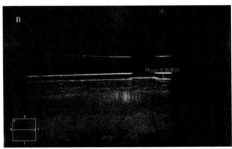

A：右眼拱高为 144 μm；B：左眼拱高为 70 μm

图 3-45　病例 11：ICL 植入术后 1 周前节 OCT 检查

行双眼 UBM 检查，见双眼 ICL 襻在睫状沟下方（见图 3-46）。

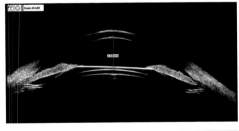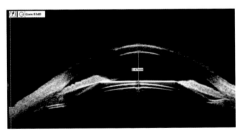
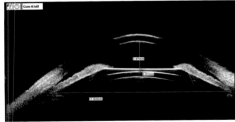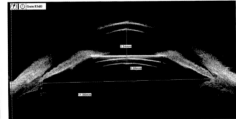

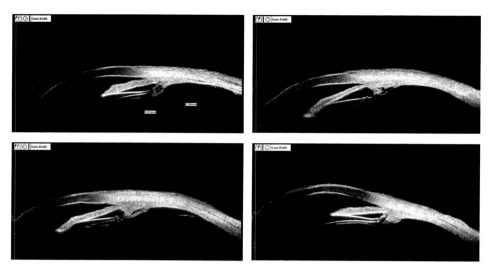

图 3-46　病例 11：双眼 ICL 植入术后 UBM 检查

注：ICL 襻位于睫状沟下方。

下一步治疗方案的思考如下：

（1）考虑首先将右眼 ICL 从垂直位调整到水平位。

（2）将左眼 12.1 型号的 ICL 置换为 12.6 型号，水平放置。

完善相关检查，行右眼 ICL 调位，左眼 ICL 置换，手术顺利，术后常规复诊。术后 1 年复诊，眼科检查：UCVA 1.2（双），右眼拱高为 240 μm，左眼拱高为 214 μm（见表 3-32、图 3-47）。

表 3-32　病例 11：右眼 ICL 调位，左眼 ICL 置换术后复诊

时间	UCVA		电脑验光	眼压 / mmHg	拱高 / μm
术后 1 天	OD	1.2	+0.75/−0.75 × 148	16	490
	OS	1.2	+0.50/−0.50 × 176	18	378
术后 3 月	OD	1.2	+0.50/−0.50 × 154	18	221
	OS	1.2	+0.25/−0.25 × 176	17	210
术后 1 年	OD	1.2	+0.75/−0.50 × 152	16	240
	OS	1.2	+0.25/−0.25 × 3	15	214

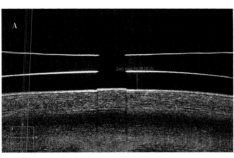 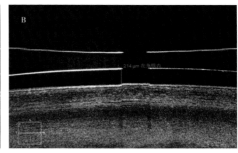

A：右眼拱高为 240 μm；左眼拱高为 214 μm

图 3-47　病例 11：ICL 植入术后 1 年前节 OCT 检查

该病例的思考如下：

（1）该患者 WTW 小，STSL 高，选择 ICL 时要适当选大一型号。

（2）一般情况下，垂直位的 STS 要大于水平位的 STS，如果是垂直位 ICL 拱高偏低，可以先试着将 ICL 从垂直位调整到水平位，行拱高的初步调整。

（3）必要时行 ICL 植入术后的 UBM 检查，确定下一步的治疗方案。

第四节　TICL 旋转病例示教

病例 12：TICL 植入术后旋转。

患者男，38 岁，因"双眼视物不清 30 年"来诊，检查结果见表 3-33、图 3-48、图 3-49。

表 3-33　病例 12：眼科检查结果

姓名：霍某某　男　1980-06-03		右眼	左眼
视光学检查	主视眼	√	—
	UCVA	0.02	0.02
	BCVA	0.7	0.7
	电脑验光	−10.50/−4.00 × 93	−11.00/−4.25 × 75
	医学验光	−10.75/−4.00 × 90	−11.25/−3.75 × 75
	散瞳验光	−10.00/−4.50 × 94	−10.75/−4.25 × 73

续表

姓名：霍某某　男　1980-06-03		右眼	左眼
辅助检查	眼压 / mmHg	14	14
	角膜曲率 K1× 轴位	41.7 × 102	41.6 × 69
	角膜曲率 K2× 轴位	43.7 × 12	43.8 × 159
	眼轴长度 / mm	29.84	30.17
	角膜厚度 / mm	0.518	0.508
	前房深度 / mm	3.48	3.50
	内皮计数 /（个 / mm²）	2601	2524
	WTW（双脚规）/ mm	11.06	11.06
	WTW（Pentacam）/ mm	11.1	11.2
	WTW（IOL Master）/ mm	11.4	11.4
	STS（水平）/ mm	11.15	11.49
	STS（垂直）/ mm	12.06	12.36
	STSL	偏低	偏低
度数选择及订片处方		−10.5/−4.0 × 90	−11.0/−3.75 × 75
选择的 ICL 型号及度数		12.1，−14.5/+3.5/180	12.1，−15.0/+3.5/167

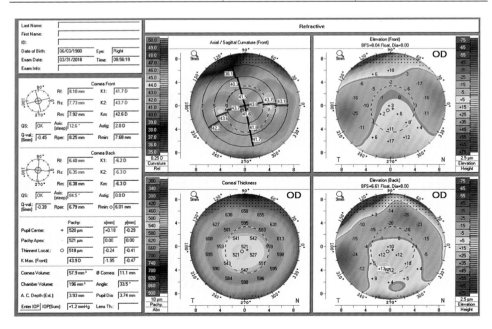

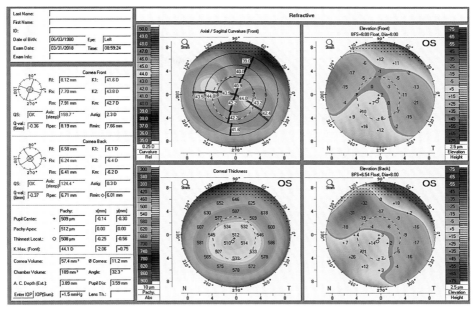

图 3-48 病例 12：双眼 Pentacam 检查

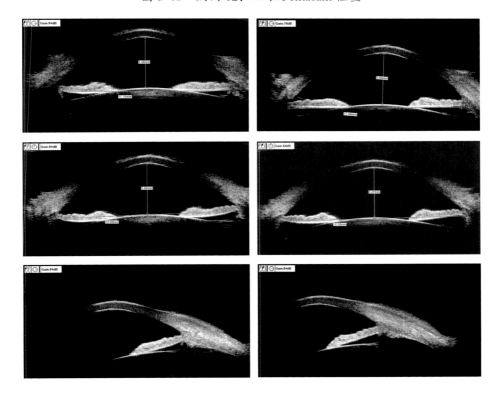

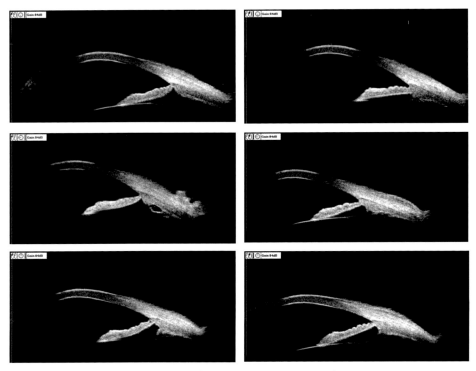

图 3-49　病例 12：双眼 UBM 检查

完善相关辅助检查，通过 OCOS 计算选择 TICL（见图 3-50）。行双眼 TICL 植入术，手术顺利，术后常规复诊。术后 1 天复诊，眼科检查：UCVA 0.6（右）、0.8（左），右眼拱高为 547 μm，左眼拱高为 570 μm，TICL 透明位正（见表 3-34）。

患者信息

手术医生	患者 ID	患者姓名	出生日期	性别	手术眼别
			1980.06.03	男	**OD**

术前数据

BVD	12
球镜	-10.5
柱镜	-4
轴向	90
K1	41.25 @ 101
K2	44 @ 11
前房深度	3.48
角膜厚度	0.508
白到白（角膜横径）	11.06
角膜接触镜球镜	0
既往的干预措施	没有

汇总报告

计算选中晶体	预期			
	球镜	柱镜	轴向	SEQ
Toric Myopic 12.1mm -14.50/+3.5/X180	-00.70	+00.27	007	-00.56
订购的晶体	预期			
	球镜	柱镜	轴向	SEQ
VTICMO12.1 -14.50/+3.5/X180	-00.70	+00.27	007	-00.56
序列号	**T336362**			

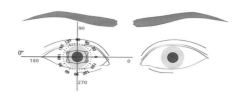

将晶体水平植入后顺时针**旋转** 0°

晶体对准 180°

此晶体无需行虹膜周切（PI）

患者信息

手术医生	患者 ID	患者姓名	出生日期	性别	手术眼别
			1980.06.03	男	**OS**

术前数据

BVD	12
球镜	-11.0
柱镜	-3.75
轴向	75
K1	41.12 @ 72
K2	44.12 @ 162
前房深度	3.48
角膜厚度	0.504
白到白（角膜横径）	11.06
角膜接触镜球镜	0
既往的干预措施	没有

汇总报告

计算选中晶体	预期			
	球镜	柱镜	轴向	SEQ
Toric Myopic 12.1mm -15.00/+3.5/X165	-00.49	+00.09	159	-00.44

订购的晶体	预期			
	球镜	柱镜	轴向	SEQ
VTICMO12.1 -15.00/+3.5/X167	-00.49	+00.09	159	-00.44
序列号	T324358			

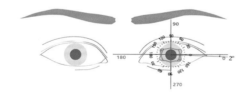

将晶体水平植入后顺时针**旋转** 2°

晶体对准 178°

此晶体无需行虹膜周切（PI）

图 3-50　病例 12：双眼 OCOS 计算结果及 TICL 旋转图

表 3-34　病例 12：TICL 植入术后 1 天复诊

检查项目	OD	OS
UCVA	0.6	0.8
电脑验光	+1.00/−1.75 × 123	+0.25/−0.25 × 30
拱高 / μm	547	570
TICL 的角度	水平位	颞侧下转 2°

TICL 植入术后 4 个月复诊，患者主诉"左眼出现视力下降"。眼科检查：UCVA 0.6（右）、0.4（左），右眼拱高为 500 μm，左眼拱高为 500 μm。裂隙灯检查见左眼 TICL 逆时针旋转 72°（见表 3-35、图 3-51）。

表 3-35　病例 12：TICL 植入术后 4 个月复诊

检查项目	OD	OS
UCVA	0.6	0.4
电脑验光	+0.50/−0.75 × 124	+2.25/−5.25 × 68
眼压 / mmHg	18	16
拱高 / μm	500	500
TICL 的角度	水平位	逆时针旋转 72°

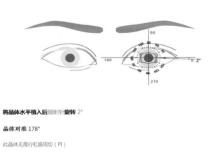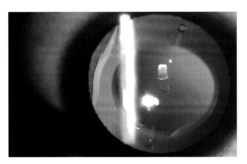

图 3-51　病例 12：原始 TICL 旋转图及 TICL 植入术后 4 个月眼前段照相
注：左眼 TICL 逆时针旋转 72°。

完善相关辅助检查，行左眼 TICL 调位术，手术顺利，术后常规治疗。左眼 TICL 调位术后 3 天复诊，眼科检查：UCVA 0.5（右）、0.6（左），右眼拱高为 500 μm，左眼拱高为 500 μm，双眼 TICL 透明位正（见表 3-36）。

表 3-36　病例 12：左眼 TICL 调位术后 3 天复诊

检查项目	OD	OS
UCVA	0.5	0.6
电脑验光	+0.25/−0.75 × 126	PL/−0.75 × 131
眼压 / mmHg	19	18
拱高 / μm	500	500

左眼 TICL 调位术后 10 个月，患者主诉"左眼再次出现视力下降"。眼科检查：UCVA 0.6（右）、0.1（左），右眼拱高为 500 μm，左眼拱高为 500 μm。裂隙灯检查见左眼 TICL 再次出现逆时针旋转 72°（见表 3-37）。

表 3-37 病例 12：左眼 TICL 调位术后 10 个月复诊

检查项目	OD	OS
UCVA	0.6	0.1
电脑验光	+0.50/−0.75 × 125	+2.25/−5.00 × 66
眼压 / mmHg	16	17
拱高 / μm	500	500
TICL 的角度	水平位	逆时针旋转 72°

完善相关辅助检查，预行左眼 TICL 置换术。

我们考虑选订一片对应屈光度且柱镜轴位为逆时针旋转 72° 左右的 TICL。在 OCOS 网站上计算的时候，计算数据不变，选择 12.1 mm−15.5/+3.5/092，颞侧上调 73°（见图 3-52）。

手术过程中，按照手术中给予的轴位进行标记并调整 TICL 的位置。TICL 取出术中，我们应用的是显微眼内视网膜镊（角形，20G）（见图 3-53），手术顺利，术后常规复诊。

左眼 TICL 置换术后 6 个月复诊，眼科检查：UCVA 0.6（右）、0.5（左），右眼拱高为 563 μm，左眼拱高为 602 μm。裂隙灯检查见双眼 TICL 透明位正（见表 3-38）。

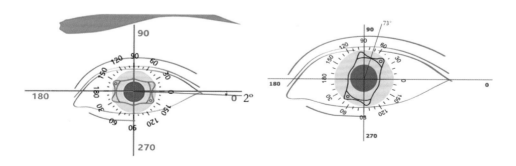

图 3-52 病例 12：初次植入 TICL 的旋转图及重新计算的置换的 TICL 的旋转图

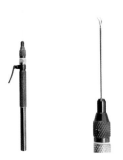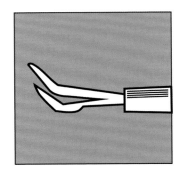

图 3-53　病例 12：TICL 取出术中应用显微眼内视网膜镊（角形，20 G）

表 3-38　病例 12：左眼 TICL 置换术后 6 个月复诊

检查项目	OD	OS
UCVA	0.6	0.5
电脑验光	+0.50/−0.75 × 124	+0.50/−0.50 × 26
眼压 / mmHg	17	18
拱高 / μm	563	602

病例 13：TICL 植入术后外伤导致晶状体旋转。

患者男，20 岁，因"左眼被篮球击伤后视力下降 1 周"来诊，检查结果见表 3-39、图 3-54、图 3-55。

表 3-39　病例 13：眼科检查结果

姓名：侯某某　男　2000-01-20		右眼	左眼
视光学检查	主视眼	√	—
	UCVA	0.03	0.03
	BCVA	1.2	1.2
	电脑验光	−9.50/−2.25 × 179	−8.00/−2.50 × 171
	医学验光	−9.75/−2.50 × 5	−8.25/−2.75 × 180
	散瞳验光	−9.25/−2.00 × 179	−7.50/−2.50 × 171
	原镜度数	−10.00/−1.50 × 168	−8.50/−1.25 × 174

续表

姓名：侯某某　男　2000-01-20		右眼	左眼
辅助检查	眼压 / mmHg	18	19
	角膜曲率 K1 × 轴位	40.9 × 0	40.8 × 171
	角膜曲率 K2 × 轴位	42.5 × 90	42.6 × 81
	眼轴长度 / mm	28.48	27.92
	角膜厚度 / mm	0.509	0.510
	前房深度 / mm	2.81	3.16
	内皮计数 /（个 / mm²）	2755	2882
	WTW（双脚规）/ mm	11.4	11.5
	WTW（Pentacam）/ mm	11.6	11.8
	WTW（IOL Master）/ mm	12.0	12.1
	STS（水平）/ mm	11.34	12.05
	STS（垂直）/ mm	12.40	12.48
度数选择及订片处方		−9.50/−2.50 × 180	−8.00/−2.50 × 175
选择的 ICL 型号及度数		12.6，−12.00/+1.5/090	12.6，−11.00/+2.5/085

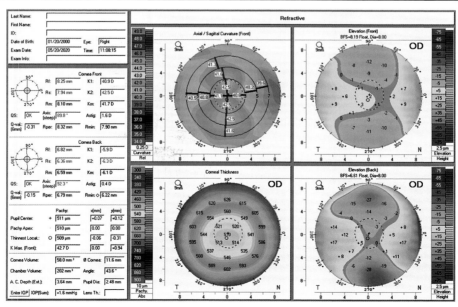

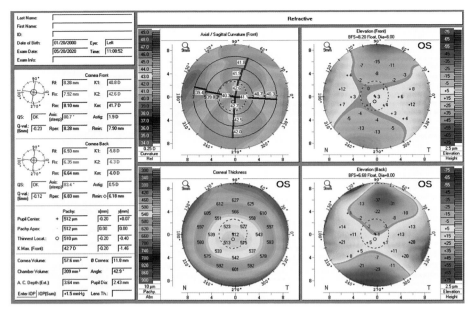

图 3-54　病例 13：双眼 Pentacam 检查

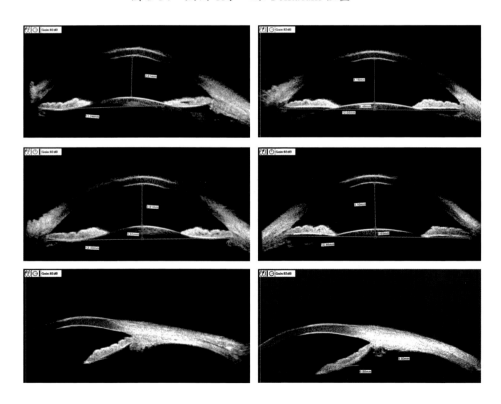

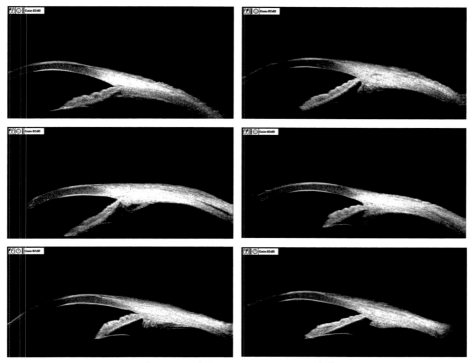

图 3-55　病例 13：双眼 UBM 检查

完善相关检查，通过 OCOS 计算选择 TICL（见图 3-56）。行双眼 TICL 植入术，手术顺利，术后常规治疗。术后 1 天复诊，眼科检查：UCVA 1.0（双），右眼拱高为 493 μm，左眼拱高为 352 μm。裂隙灯检查见双眼 TICL 透明位正（见表 3-40）。

患者信息

手术医生	患者 ID	患者姓名	出生日期	性别	手术眼别
			2000.01.20	男	**OD**

术前数据

BVD	12
球镜	-9.50
柱镜	-2.00
轴向	180
K1	41.12 @ 176
K2	42.75 @ 86
前房深度	2.90
角膜厚度	0.489
白到白（角膜横径）	11.4
角膜接触镜球镜	0
既往的干预措施	没有

汇总报告

计算选中晶体	预期			
	球镜	柱镜	轴向	SEQ
Toric Myopic 12.6mm -12.00/+1.5/X090	-00.10	+00.36	089	+00.08
订购的晶体	预期			
	球镜	柱镜	轴向	SEQ
Toric Myopic 12.6mm				
序列号				

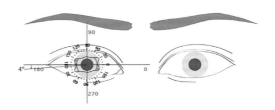

将晶体水平植入后逆时针**旋转** 4°

晶体对准 4°

此晶体无需行虹膜周切（PI）

患者信息

手术医生	患者 ID	患者姓名	出生日期	性别	手术眼别
			2000.01.20	男	**OS**

术前数据

BVD	12
球镜	-8.00
柱镜	-2.50
轴向	175
K1	41.00 @ 171
K2	42.87 @ 81
前房深度	3.15
角膜厚度	0.481
白到白（角膜横径）	11.5
角膜接触镜球镜	0
既往的干预措施	没有

汇总报告

计算选中晶体	预期			
	球镜	柱镜	轴向	SEQ
Toric Myopic 12.6mm -11.00/+2.5/X085	-00.32	+00.01	061	-00.31

订购的晶体	预期			
	球镜	柱镜	轴向	SEQ
Toric Myopic 12.6mm				
序列号				

没有晶体被预留，因此无法计算预期屈光状态

该患者的年龄超出了使用适应证范围。

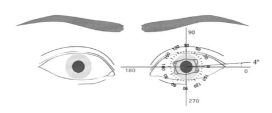

将晶体水平植入后逆时针**旋转** 4°

晶体对准 4°

此晶体无需行虹膜周切（PI）

图 3-56　病例 13：双眼 OCOS 计算结果及 TICL 旋转图

表 3-40　病例 13：TICL 植入术后 1 天复诊

检查项目	OD	OS
UCVA	1.0	1.0
电脑验光	+0.25/−0.75 × 130	+0.25/−0.50 × 128
眼压 / mmHg	15	17
拱高 / μm	493	352

　　TICL 植入术后 6 个月，因"左眼被篮球击伤，视力下降"来诊。

　　眼科检查：UCVA 1.0（右）、0.6（左），右眼拱高为 432 μm，左眼拱高为 352 μm。裂隙灯检查见左眼 TICL 逆时针旋转 30°（见表 3-41、图 3-57）。

表 3-41　病例 13：TICL 植入术后 6 个月

检查项目	OD	OS
UCVA	1.0	0.6
电脑验光	+0.25/−0.50 × 128	+1.25/−2.75 × 139
眼压 / mmHg	17	16
拱高 / μm	432	352
TICL 的角度	水平位	逆时针旋转 30°

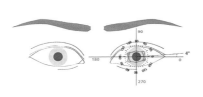

将晶体水平植入后逆时针旋转 4°

晶体对准 4°

此晶体无需行虹膜周切（PI）

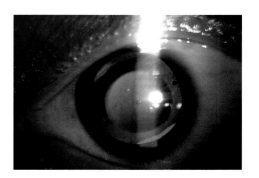

图 3-57　病例 13：初次植入 TICL 的旋转图及 TICL 植入术后 6 个月眼前段照相

注：左眼 TICL 逆时针旋转 30°。

完善相关辅助检查，行左眼 TICL 调位术，手术顺利，术后常规复诊。眼科检查：UCVA 1.0（双），右眼拱高为 461 μm，左眼拱高为 512 μm。裂隙灯检查见双眼 TICL 透明位正（见表 3-42、图 3-58）。

表 3-42　病例 13：左眼 TICL 调位术后随访

检查项目	OD	OS
UCVA	1.0	1.0
电脑验光	+0.50/−0.50×129	+0.50/−0.75×135
眼压 / mmHg	15	17
拱高 / μm	461	512

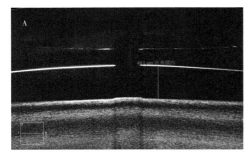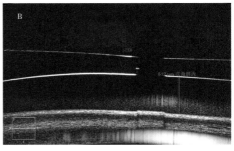

A：右眼拱高为 461 μm；B：左眼拱高为 512 μm

图 3-58　病例 13：左眼 TICL 调位术后眼前节 OCT 检查

TICL 旋转的病例小结如下：

（1）TICL 旋转是 TICL 植入术后常见的并发症：①若旋转角度小于 10°，一般不会对视力造成明显的影响，可密切观察随访；②若旋转角大于 10°，会减弱散光矫正型人工晶状体矫正的效能，甚至会引入不规则的散光，应视情况进行下一步的治疗；③若旋转角度大于 30°，会显著增加术后的散光，影响视力，需行 TICL 调位或 TICL 更换的治疗。

（2）TICL 旋转发生的因素很多，常见的原因如下：①不明原因的 TICL 旋转，可能与眼内的解剖结构有关系，初次治疗可行 TICL 调位术，再次旋转可行 TICL 取出或设计该旋转方位放置的 TICL。②外伤也容易引起 TICL 的旋转。若外伤后发现视力下降，一定及时到医院就诊，要观察 TICL 位置及眼部其他部位是否合并外伤性病变。

第五节 特殊病史的 ICL 植入病例示教

一、圆锥角膜稳定期行 TICL 植入

病例 14：圆锥角膜胶原交联术后稳定期行 TICL 植入。

患者男，37 岁，因"双眼圆锥角膜胶原交联术后视力模糊 5 年"来诊。

既往史：15 年前于我院被诊断为"圆锥角膜（双）"，配戴 RGP 治疗，屈光度：OD 为 –4.50 D，OS 为 –4.75 D。患者一直规律戴镜，偶有异物感，角膜中央着色，给予对症支持治疗。7 年前于我院再次就诊，双眼检查结果见表 3-43。

表 3-43　病例 14：7 年前患者再次就诊时双眼检查情况

检查项目	OD	OS
UCVA	0.08	0.2
BCVA	0.3	0.4
医学验光	–5.50/–6.00 × 35	–5.50/–4.25 × 150
眼压 / mmHg	16	16
CCT/ μm	489	477
角膜曲率 K1 × 轴位	50.6 × 1	46.6 × 149
角膜曲率 K2 × 轴位	57.4 × 91	52.6 × 59
内皮细胞计数 /（个 / mm²）	3083.0	3054.7

完善相关辅助检查，行双眼去上皮角膜胶原交联（corneal cross-linking，CXL）治疗，术后配戴 RGP。

双眼 CXL 术后 7 年随访，视力、屈光度、角膜 K 值保持稳定（见表 3-44）。

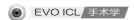
表 3-44　病例 14：患者胶原交联术后 7 年随访结果

检查项目	CXL 术前		CXL 术后 1 个月		CXL 术后 2 个月		CXL 术后 7 年	
	OD	OS	OD	OS	OD	OS	OD	OS
BCVA	0.3	0.4	0.4	0.8	0.7	0.9	0.5	0.9
球镜（D）	− 5.50	− 5.50	− 9.00	− 5.50	− 9.00	− 4.75	− 5.50	− 6.00
柱镜（D）	− 6.00	− 4.25	− 6.00	− 6.00	− 6.00	− 5.00	− 6.00	− 5.75
眼压 /mmHg	16	16	14	17	16	16	20	21
K_{max}（D）	57.4	52.6	59.1	53.5	58.2	52.5	58.8	51.8
K_{min}（D）	50.6	46.6	52.5	47.9	51.7	46.7	53.3	48.5
CCT/ μm	489	470	461	451	452	445	441	477

现双眼角膜中央见全层瘢痕，RGP 不耐受，戴框架眼镜头晕不适。欲寻求更好的治疗方案，再次到院就诊。眼科检查结果见表 3-45、图 3-59、图 3-60、图 3-61、图 3-62。

表 3-45　病例 14：眼科检查结果

姓名：李某某　男　1981-10-04		右眼	左眼
视光学检查	主视眼	√	—
	UCVA	0.02	0.02
	BCVA	0.5	0.8
	电脑验光	−9.00/−5.25 × 14	−1.25/−9.25 × 160
	医学验光	−5.50/−6.00 × 95	−6.00/−5.75 × 160
	散瞳验光	−8.75/−6.25 × 31	−5.5/−4.50 × 158
辅助检查	眼压 / mmHg	21	20
	角膜曲率 K1× 轴位	53.3 × 21	48.5 × 157
	角膜曲率 K2× 轴位	58.8 × 111	51.8 × 67
	眼轴长度 / mm	25.32	25.04

续表

姓名：李某某 男 1981-10-04		右眼	左眼
辅助检查	角膜厚度 / mm	0.441	0.477
	前房深度 / mm	3.52	3.31
	内皮计数 /（个 / mm²）	2429	2709
	WTW（双脚规）/ mm	12.0	12.0
	WTW（Pentacam）/ mm	11.9	11.9
	WTW（IOL Master）/ mm	12.3	12.4
	STS（水平）/ mm	11.56	11.44
	STS（垂直）/ mm	11.65	11.63
	STSL（水平）	正常	正常
度数选择及订片处方		−5.50/−6.00 × 95	−5.75/−5.25 × 160
选择的 ICL 型号及度数		13.2，−13.0/+6.0/006	13.2，−12.5/+5.5/069

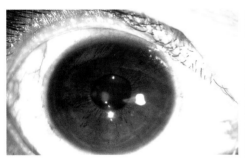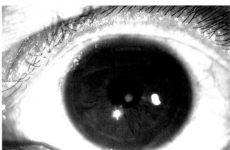

图 3-59 病例 14：双眼眼前段照相

注：双眼角膜顶点见角膜斑翳。

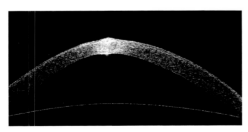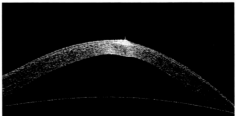

图 3-60 病例 14：眼前节 OCT 检查

注：双眼角膜中央全层斑翳。

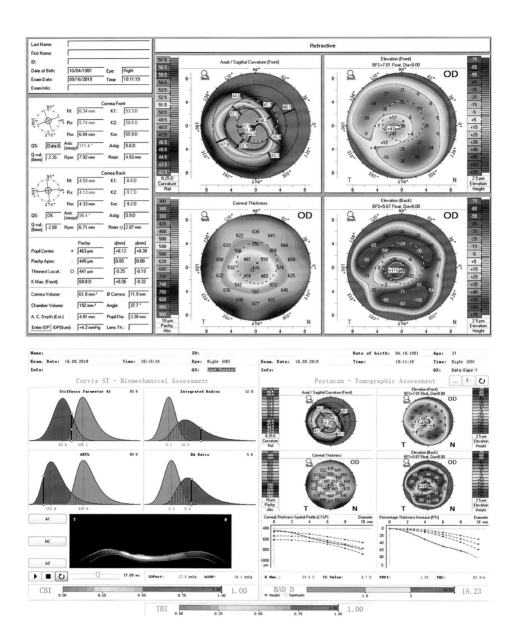

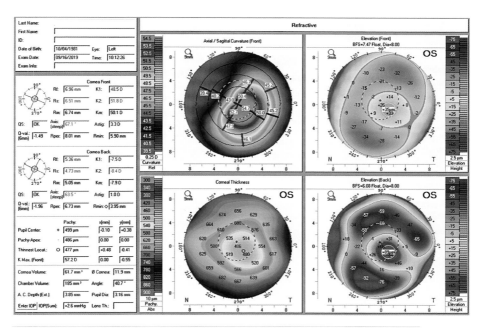

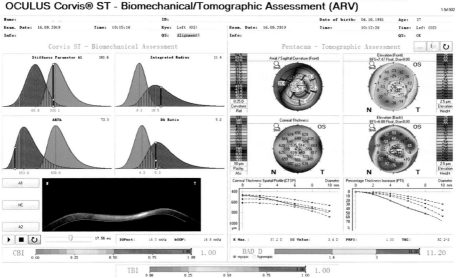

图 3-61　双眼 Pentacam 及角膜生物力学（Corvis ST）检查

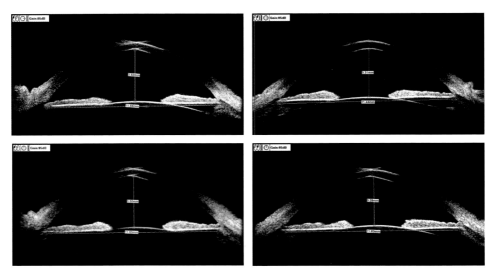

图 3-62　病例 14：双眼 UBM 检查

完善相关辅助检查，通过 OCOS 计算选择 TICL（见图 3-63）。行双眼 TICL 植入术，手术顺利，术后常规治疗。术后 1 年复诊，眼科检查：UCVA 0.6（右）、1.0（左），右眼拱高为 880 μm，左眼拱高为 614 μm。裂隙灯检查见双眼 TICL 透明位正（见表 3-46、图 3-64）。

患者信息

手术医生	患者 ID	患者姓名	出生日期	性别	手术眼别
			1981.10.04	男	**OD**

术前数据

BVD	12
球镜	-5.50
柱镜	-6.00
轴向	95
K1	53.3 @ 21
K2	58.8 @ 111
前房深度	3.50
角膜厚度	0.441
白到白（角膜横径）	12.0
角膜接触镜球镜	0
既往的干预措施	没有

汇总报告

计算选中晶体	预期			
	球镜	柱镜	轴向	SEQ
Toric Myopic 13.2mm -13.00/+6.0/X005	-00.34	+00.23	168	-00.22
订购的晶体	预期			
	球镜	柱镜	轴向	SEQ
VTICMO13.2 -13.00/+6.0/X006	-00.34	+00.23	168	-00.22
序列号	**T516500**			

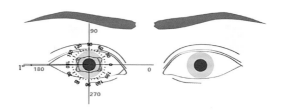

将晶体水平植入后逆时针**旋转**1°

晶体对准1°

此晶体无需行虹膜周切（PI）

患者信息

手术医生	患者 ID	患者姓名	出生日期	性别	手术眼别
			1981.10.04	男	**OS**

术前数据

BVD	12
球镜	-5.75
柱镜	-5.25
轴向	160
K1	48.5 @ 157
K2	51.8 @ 67
前房深度	3.29
角膜厚度	0.459
白到白（角膜横径）	12.0
角膜接触镜球镜	0
既往的干预措施	没有

汇总报告

计算选中晶体	预期			
	球镜	柱镜	轴向	SEQ
Toric Myopic 13.2mm -12.50/+5.5/X070	-0.06	+00.12	067	+00.00
订购的晶体	预期			
	球镜	柱镜	轴向	SEQ
VTICMO13.2 -12.50/+5.5/X069	-0.06	+00.12	067	+00.00
序列号	**T515422**			

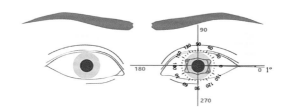

将晶体水平植入后顺时针**旋转**1°

晶体对准179°

此晶体无需行虹膜周切（PI）

图 3-63 病例 14：双眼 OCOS 计算结果及 TICL 旋转图

表 3-46   病例 14：TICL 植入术后 1 年随诊结果

检查项目	OD	OS
UCVA	0.6	1.0
医学验光	+0.25/−1.00×127	PL/−0.75×112
眼压 / mmHg	18	17
拱高 / μm	880	614
内皮细胞计数 / (个 / mm²)	2921.9	2458.6

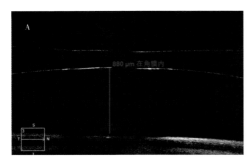 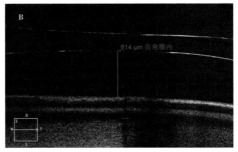

A：右眼拱高为 880 μm；B：左眼拱高为 614 μm

图 3-64   病例 14：TICL 植入术后眼前节 OCT 检查

该病例的思考如下：

（1）TICL 植入手术治疗 CXL 术后稳定期圆锥角膜可获得较好的 UCVA 和 BCVA，具有良好的安全性、有效性及可预测性。

（2）稳定期圆锥角膜的 TICL 植入术与正常屈光不正的 TICL 植入手术不同，有以下几点需要更加重视：①术前定期进行角膜形态检查，保证角膜处于稳定状态；②因圆锥角膜造成角膜前凸，引起前房深度增加，行 TICL 计算时要综合考虑因角膜前凸引起的前房深度的增加，从而正确选择植入眼内的晶状体的型号；③充分考虑因角膜渐进性变陡、变薄形成的不规则散光和近视，需要多次验光，保证屈光度的准确性；④因散光较大，TICL 术前需准确标记散光的轴位或采用手术中的导航系统保证 TICL 植入的准确性；⑤术后需定期观察角膜形态、拱高和眼压的情况。

二、焦虑抑郁患者行 ICL 植入

病例 15：ICL 植入术后嵌顿瞳孔区一例。

患者男，26 岁，因 "双眼视物不清 16 年" 来诊。

既往史：4 年前于当地医院诊断为"左眼视网膜脱离"，行"视网膜激光光凝治疗"。近 3 年来睡眠欠佳，1 年前于当地医院诊断为"抑郁症"，口服"丁螺环酮、奥氮平治疗、百乐眠胶囊和安神胶囊"治疗，现病情稳定，眼科检查结果见表 3-47、图 3-65、图 3-66。

表 3-47　病例 15：眼科检查结果

姓名：宋某　男　1992-02-21		右眼	左眼
视光学检查	主视眼	√	—
	UCVA	0.02	0.02
	BCVA	1.0	0.6
	电脑验光	−14.00/−1.00×4	−13.75/−1.50×163
	医学验光	−13.25/−1.00×5	−13.75−1.50×180
	散瞳验光	−13.25/−0.75×22	−13.50/−1.00×179
辅助检查	眼压 / mmHg	16	17
	角膜曲率 K1× 轴位	43.1×0	42.9×177
	角膜曲率 K2× 轴位	44.1×90	43.9×87
	眼轴长度 / mm	29.05	29.18
	角膜厚度 / mm	0.549	0.552
	前房深度 / mm	3.61	3.61
	角膜内皮计数 / （个 / mm²）	2760	2192
	WTW（双脚规）/ mm	12.0	12.0
	WTW（Pentacam）/ mm	11.9	11.9
	WTW（IOL Master）/ mm	12.4	12.4
	STS（垂直）/ mm	11.74	12.57
度数选择及订片处方		−13.25/−1.00×5	−13.75/−1.00×180
选择的 ICL 型号及度数		13.2，−14.50	13.2，−15.00

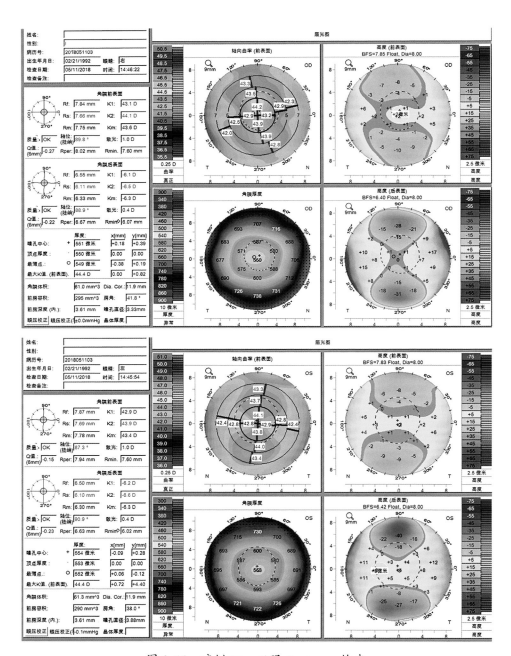

图 3-65　病例 15：双眼 Pentacam 检查

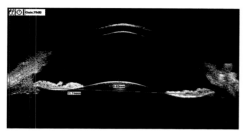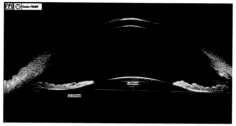

图 3-66 病例 15：双眼 UBM 检查

经过多次与患者及家属充分的沟通，患者签署知情同意书，通过 OCOS 计算选择 ICL（见图 3-67）。为患者行双眼 ICL 植入手术，手术顺利，术后常规治疗。术后 1 天复诊，眼科检查：UCVA 1.0（右）、0.8（左），右眼拱高为550 μm，左眼拱高为 500 μm。裂隙灯检查见双眼角膜透明，瞳孔圆，ICL 透明位正（见表 3-48）。术后 1 周、1 个月复诊，见 ICL 位置及眼睛情况稳定。

患者信息

手术医生	患者 ID	患者姓名	出生日期	性别	手术眼别
			1992.02.21	男	**OD**

术前数据

BVD	12
球镜	-13.25
柱镜	-1.00
轴向	5
K1	43.25 @ 172
K2	44.25 @ 82
前房深度	3.42
角膜厚度	0.531
白到白（角膜横径）	12.0
角膜接触镜球镜	0
既往的干预措施	没有

汇总报告

计算选中晶体	预期			
	球镜	柱镜	轴向	SEQ
Myopic 13.2mm -14.50	-00.52	+00.75	094	-00.14
订购的晶体	预期			
	球镜	柱镜	轴向	SEQ
Myopic 13.2mm -14.50				
序列号				

患者信息

手术医生	患者 ID	患者姓名	出生日期	性别	手术眼别
			1992.02.21	男	**OS**

术前数据

BVD	12
球镜	-13.75
柱镜	-1.00
轴向	180
K1	43.0 @ 176
K2	44.0 @ 86
前房深度	3.56
角膜厚度	0.56
白到白（角膜横径）	12.0
角膜接触镜球镜	0
既往的干预措施	没有

汇总报告

计算选中晶体	预期			
	球镜	柱镜	轴向	SEQ
Myopic 13.2mm -15.00	-00.58	+00.75	090	-00.20
订购的晶体	预期			
	球镜	柱镜	轴向	SEQ
Myopic 13.2mm -15.00				
序列号				

图 3-67 病例 15：双眼 OCOS 计算结果

表 3-48　病例 15：双眼 ICL 植入术后 1 天复诊

检查项目	OD	OS
UCVA	1.0	0.8
电脑验光	−0.50/−1.00 × 165	+0.25/−0.75 × 162
眼压 / mmHg	20	18
拱高 / μm	550	500

ICL 植入术后 10 个月，患者自诉"偶然照镜子的时候发现左眼瞳孔不圆"，再次复诊。

眼科检查：UCVA 1.0（右）、0.8（左）。裂隙灯检查见左眼角膜透明，ICL 部分脱入前房，嵌顿于瞳孔区，ICL 透明，自身晶状体透明（见表 3-49、图 3-68）。

表 3-49　病例 15：双眼 ICL 植入术后 10 个月复诊

检查项目	OD	OS
UCVA	1.0	0.8
电脑验光	+0.25/−0.75 × 180	+0.75/−0.75 × 170
眼压 / mmHg	17	17

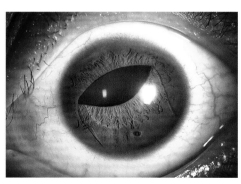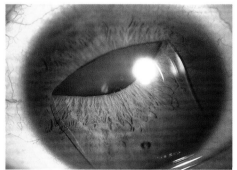

图 3-68　病例 15：左眼 ICL 植入术后 10 个月眼前段照相

注：角膜透明，ICL 部分脱入前房，嵌顿于瞳孔区，瞳孔欠圆，ICL 透明。

我们用多种设备测量了患者的瞳孔直径，均发现瞳孔直径变化大（见表 3-50）。完善相关检查，行左眼 ICL 复位术，术中应用卡巴胆碱注射液缩瞳，手术顺利。术后 1 天复诊，眼科检查：UCVA 1.0（右）、0.6（左）。裂隙灯检查见左眼角膜透明，瞳孔呈横椭圆形，ICL 透明位正，拱高为 410 μm（见表 3-51、图 3-69、图 3-70）。

表 3-50　病例 15：多种设备行瞳孔直径测量

检查项目	OD	OS
Pentacm（德国 Oculus 公司）/mm	3.33	3.88
前节 OCT（德国 ZEISS 公司）/mm	6.80	6.75
验光仪（日本 NIDEK 公司）/mm	8.20	8.20
I-trace（美国 Tracy 公司）/mm	8.69	8.33

表 3-51　病例 15：左眼 ICL 复位术后 1 天复诊

检查项目	OD	OS
UCVA	1.0	0.6
眼压 / mmHg	18	15

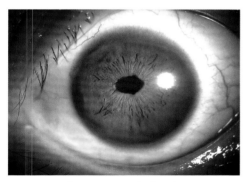

图 3-69　眼前段照相
注：左眼 ICL 复位术后 1 天，
瞳孔药物性缩小，呈椭圆形。

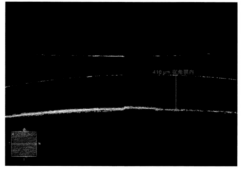

图 3-70　前节 OCT 检查
注：左眼 ICL 复位术后 1 天，
拱高为 410 μm。

左眼 ICL 复位术后 1 月复诊，眼科检查：UCVA 1.0（右）、0.6（左），右眼拱高为 550 μm，左眼拱高为 442 μm。裂隙灯检查见双眼角膜透明，瞳孔圆，ICL 透明位正（见表 3-52、图 3-71、图 3-72）。

表 3-52 病例 15：左眼 ICL 复位术后 1 个月复诊

检查项目	OD	OS
UCVA	1.0	0.8
电脑验光	−0.50/−1.00 × 165	+0.25/−0.75 × 162
眼压 / mmHg	20	18
拱高 / μm	550	442

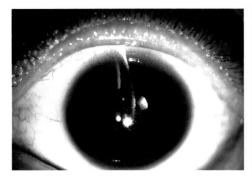

图 3-71 病例 15：眼前段照相
注：左眼 ICL 复位术后 1 个月，
角膜透明，瞳孔圆，ICL 透明位正。

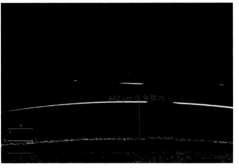

图 3-72 病例 15：前节 OCT 检查
注：左眼 ICL 复位术后 1 个月，
拱高为 442 μm。

该病例的思考如下：

（1）该患者曾是一位金融从业人员，有明确的抑郁病史，认为"眼镜框住了他的世界，让他忧伤和焦虑"。初次就诊时，我们拒绝给予该患者手术治疗，但其有强烈的摘镜愿望，反复到院就诊，经过跟患者多次沟通，患者要求手术脱镜，并愿意配合治疗。谨慎起见，我们与患者家属也进行了充分的沟通，包括其眼睛和全身状况、ICL 的原理及过程、ICL 手术前后的注意事项等，家属表示支持患者的选择，理解并愿意配合治疗。家属及患者共同签署知情同意书。

（2）ICL 植入术后，患者满意。自述"重新找回了自信，对生活充满了希望"。恢复一段时间后，患者重返工作岗位，过上了相对正常的生活。

（3）患者因抑郁症服用奥氮平和丁螺环酮，药物作用使瞳孔开大，导致 ICL 在患者处于特殊体位时发生了脱位，嵌顿在瞳孔区。奥氮平属于苯二氮䓬类药物，为新型的抗精神病药，主要的作用机制是阻断 5- 羟色胺 2A（5-HT_{2A}）和多巴胺（DA）受体，协调 5-HT 与 DA 系统的相互作用和平衡，因此，也被称为是 5-HT-DA 受体阻断剂，具有抗胆碱、抗组胺、抗 α 肾上腺素能受体的作用。丁螺环酮属氮杂螺环葵烷二酮类化合物，是一种新的非苯二氮䓬类抗焦虑药。对 5-HT_{1A} 具有高度的亲和力，为 5-HT_{1A} 受体的部分激动剂，激动突触前 5-HT_{1A} 受体，反馈抑制 5-HT 释放，发挥抗焦虑作用；对大脑多巴胺 D2 受体有中度亲和力。药物代谢会引起外周的抗胆碱作用，常见多汗、口干、便秘、视力模糊等表现。因瞳孔括约肌由副交感神经支配，瞳孔开大肌由交感神经支配，当副交感神经被抑制后，交感神经的兴奋性增加，导致瞳孔开大，若瞳孔开大到超过 ICL 的体部，患者处于特殊体位时即出现 ICL 部分脱位。

（4）ICL 嵌顿于瞳孔区，因 ICL 的拱高尚存在，人工晶状体与角膜内皮及自身晶状体之间存在间隙，尚未出现严重的并发症，视力和眼压稳定。

（5）这个病例也给了我们一些启示：①严格把握 ICL 植入手术的适应证，同时需结合患者眼睛及全身情况综合考虑；② ICL 植入术后，进行宣教时，嘱患者避免长时间低头及眼外伤；③眼睛有意外情况出现时及时就诊；④定期复诊，以保证手术长期的安全性和稳定性。

病例 16：抑郁症患者行 ICL 植入术，术后效果好。

患者女，19 岁，因"左眼视力下降 10 年，未戴镜，要求手术治疗"来诊，眼科检查结果见表 3-53、图 3-73、图 3-74。

既往病史："抑郁症病史 4 年"，自服药物治疗。

表 3-53　病例 16：眼科检查结果

姓名：韩某某　女　2001-07-08		右眼	左眼
视光学检查	主视眼	√	—
	UCVA	1.0	0.03
	BCVA	1.0	0.9
	电脑验光	$-0.50/-0.25 \times 120$	$-7.50/-0.50 \times 1$
	医学验光	-0.25	$-7.50/-0.75 \times 175$
	散瞳验光	$-0.25/-0.25 \times 170$	$-7.50/-1.00 \times 179$
辅助检查	眼压 / mmHg	20	22
	角膜曲率 K1× 轴位	45.25×163	44.6×6
	角膜曲率 K2× 轴位	46.12×73	46.1×96
	眼轴长度 / mm	22.67	25.73
	角膜厚度 / mm	0.570	0.571

续表

姓名：韩某某　女　2001-07-08		右眼	左眼
辅助检查	前房深度 / mm	3.12	3.50
	角膜内皮计数 /（个 / mm^2）	2951.8	2881.4
	WTW（双脚规）/ mm	11.0	11.0
	WTW（Pentacam）/ mm	11.1	11.2
	WTW（IOL Master）/ mm	11.6	11.7
	STS（水平）/ mm	–	11.60
	STS（垂直）/ mm	–	12.13
度数选择及订片处方		–	−7.50/−0.50 × 180
选择的 ICL 型号及度数		–	12.6，−9.00，垂直放

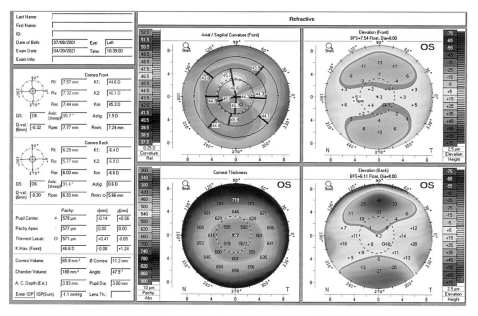

图 3-73　左眼 Pentacam 检查

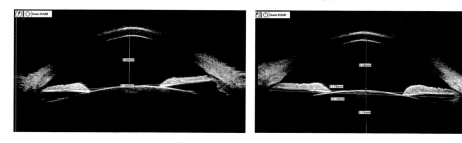

图 3-74　左眼 UBM 检查

完善相关检查，通过 OCOS 计算选择 ICL（见图 3-75）。行左眼 ICL 植入手术，手术顺利，术后常规治疗。ICL 植入术后 1 天复诊，眼科检查：UCVA 0.6（左），拱高为 579 μm。术后 1 周复诊，UCVA 1.0（左），拱高为 525 μm（见图 3-76）。

患者信息

手术医生	患者 ID	患者姓名	出生日期	性别	手术眼别
			2001.07.08	女	**OS**

术前数据

BVD	12	
球镜	-7.5	
柱镜	-0.5	
轴向	0	
K1	45	@ 180
K2	46.25	@ 90
前房深度	3.36	
角膜厚度	0.571	
白到白（角膜横径）	11.0	
角膜接触镜球镜	0	
既往的干预措施	没有	

汇总报告

计算选中晶体		预期			
		球镜	柱镜	轴向	SEQ
Myopic 12.1mm -9.00		-00.26	+00.45	090	-00.03

订购的晶体		预期			
		球镜	柱镜	轴向	SEQ
Myopic 12.6mm -9.00					
序列号					

图 3-75　病例 16：左眼 OCOS 计算结果

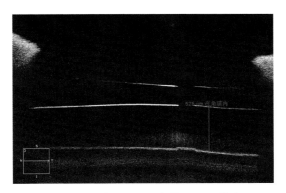

图 3-76　病例 16：前节 OCT 检查

注：左眼 ICL 植入术后 1 周拱高为 525 μm。

该病例的思考如下：

（1）患者是高度屈光参差且有抑郁症病史。通过术前检查，患者眼部状况良好，角膜屈光手术及 ICL 植入手术均可选择。与患者进行充分的沟通，包括术前、术中、术后注意事项，以及可能出现的问题，患者及家属表示理解，并愿意配合治疗。考虑到 ICL 植入手术具有可逆性的优势，患者选择行左眼 ICL 植入手术。

（2）根据患者 WTW、STS 数据以及睫状沟形态，选择 12.6 型号的 ICL，垂直放置，术后拱高理想。

（3）该患者术前自诉"头疼、不敢睁眼、烦躁焦虑"等主观症状较重，ICL 植入术后患者非常满意，如释重负，这些自觉症状都消失了。ICL 植入术让患者重新对生活充满了信心。

病例 17：焦虑症患者行 TICL 植入术后有视觉抱怨，行 TICL 取出。

患者女，19 岁，因"双眼视力下降 10 年"来诊，检查结果见表 3-54、图 3-77、图 3-78。

表 3-54　病例 17：眼科检查结果

姓名：高某某　女　2001-01-23		右眼	左眼
视光学检查	主视眼	√	—
	UCVA	0.1	0.05
	BCVA	1.2	1.2
	电脑验光	−4.25/−2.00×170	−4.25/−1.75×172
	医学验光	−4.25/−2.00×175	−4.25/−1.50×/175
	散瞳验光	−4.25/−2.25×173	−4.00/−1.75×175
	戴镜度数	−3.50/−1.75×150	−3.50/−1.50×164
辅助检查	眼压 / mmHg	15	15
	角膜曲率 K1× 轴位	44.4×167	44.7×176
	角膜曲率 K2× 轴位	46.9×77	46.6×86
	眼轴长度 / mm	25.12	24.95
	角膜厚度 / mm	0.497	0.498
	前房深度 / mm	3.65	3.57
	内皮计数 /（个 / mm²）	2097	2918
	WTW（双脚规）/ mm	11.6	11.6
	WTW（Pentacam）/ mm	11.7	11.7
	WTW（IOL Master）/ mm	12.3	12.1
	STS（水平）/ mm	10.88	11.24
	STS（垂直）/ mm	11.42	11.62
	STSL	偏小	偏小
度数选择及订片处方		−4.25/−2.00×175	−4.25/−1.50×175
选择的 ICL 型号及度数		12.6，−7.50/+2.0/85	126，−7.0/+1.5/87

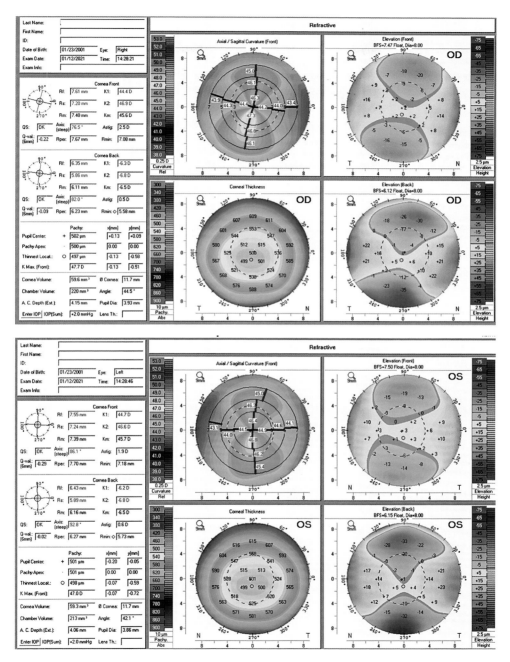

图 3-77　病例 17：双眼 Pentacam 检查

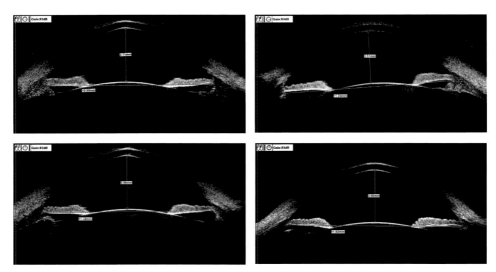

图 3-78　病例 17：双眼 UBM 检查

通过全面的术前检查，该患者可以选择的手术方式有双眼 TICL 植入手术或飞秒激光制瓣的准分子激光原位角膜磨镶术联合快速角膜胶原交联手术（femtosecond laser-assisted in situ keratomileusis with prophylactic cross-linking，FS-LASIK Xtra），与患者进行充分沟通，沟通内容包括术前、术中、术后注意事项，以及可能出现的问题，患者比较纠结和犹豫，决定回家考虑一段时间。经过充分考虑后，患者认为 TICL 植入手术具有可逆性，最终选择双眼 TICL 植入手术。

手术医生	患者 ID	患者姓名	出生日期	性别	手术眼别
			2001.01.23	女	**OD**

术前数据

BVD	12
球镜	-4.25
柱镜	-2
轴向	175
K1	44.62　@ 169
K2	47.00　@ 79
前房深度	3.65
角膜厚度	0.497
白到白（角膜横径）	11.6
角膜接触镜球镜	0
既往的干预措施	没有

汇总报告

计算选中晶体	预期			
	球镜	柱镜	轴向	SEQ
Toric Myopic 13.2mm -7.50/+2.0/X085	-00.09	+00.28	083	+00.05

订购的晶体	预期			
	球镜	柱镜	轴向	SEQ
Toric Myopic 12.6mm				
序列号				

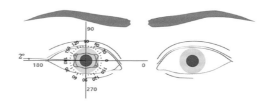

将晶体水平植入后顺时针**旋转** 2°

晶体对准 178°

此晶体无需行虹膜周切（PI）

患者信息

手术医生	患者 ID	患者姓名	出生日期	性别	手术眼别
			2001.01.23	女	**OS**

术前数据

BVD	12
球镜	-4.25
柱镜	-1.50
轴向	175
K1	44.87 @ 178
K2	46.75 @ 88
前房深度	3.57
角膜厚度	0.498
白到白（角膜横径）	11.6
角膜接触镜球镜	0
既往的干预措施	没有

汇总报告

计算选中晶体	预期			
	球镜	柱镜	轴向	SEQ
Toric Myopic 13.2mm -7.00/+1.5/X085	-00.01	+00.21	086	+00.10
订购的晶体	预期			
	球镜	柱镜	轴向	SEQ
Toric Myopic 12.6mm				
序列号				

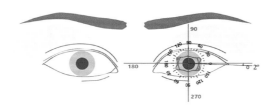

将晶体水平植入后顺时针**旋转** 2°

晶体对准 178°

此晶体无需行虹膜周切（PI）

图 3-79　病例 17：双眼 OCOS 计算结果及 TICL 旋转图

完善相关辅助检查，通过 OCOS 计算选择 TICL（见图 3-79）。行双眼 TICL 植入术，手术顺利，术后常规治疗。术后 1 天复诊，眼科检查：UCVA 为 0.8（右）、1.0（左），右眼拱高为 848 μm，左眼拱高为 957 μm（见表 3-55）。

表 3-55　病例 17：双眼 TICL 植入术后 1 天复诊

检查项目	OD	OS
UCVA	0.8	1.0
电脑验光	+0.75/−0.50 × 132	−0.25/−0.50 × 163
眼压 / mmHg	15	15
拱高 / μm	848	957

术后 1 周复诊，眼科检查：UCVA 为 1.0（双），右眼拱高为 746 μm，左眼拱高为 845 μm（见表 3-56、图 3-80、图 3-81）。

患者未诉明显不适，医生满意。

表 3-56　病例 17：双眼 TICL 植入术后 1 周复诊

检查项目	OD	OS
UCVA	1.0	1.0
电脑验光	+0.50/−0.50 × 131	PL/−0.25 × 117
眼压 / mmHg	19	19
拱高 / μm	746	845

```
<R>    S       C      A
     + 0.50  - 0.50  133    9
     + 0.50  - 0.50  131    9
     + 0.50  - 0.50  131    9
     <+ 0.50  - 0.50  131>

<L>    S       C      A
     + 0.00  - 0.25  117    9
     + 0.00  - 0.25  120    9
     + 0.25  - 0.25  111    9
     <+ 0.00  - 0.25  117>

PD 66
```

图 3-80　病例 17：TICL 植入术后 1 周复诊，电脑验光

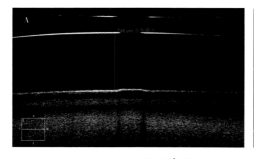
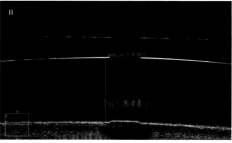

A：右眼拱高为 746 μm；B：左眼拱高为 845 μm

图 3-81　病例 17：TICL 植入术后 1 周前节 OCT 检查

TICL 植入术后 1 个月，患者自诉"左眼看灯时出现散扇形，夜间重，光线暗的时候还会出现重影，严重的时候右眼也会出现"（见图 3-82）。

　　完善相关辅助检查（见图 3-83），经多次沟通、交流与安慰后，患者自诉"散扇形及视物遮挡感未见明显好转，在黑暗环境下会变得异常的焦虑、恐慌，且感觉越来越强烈"，要求行 TICL 取出术。

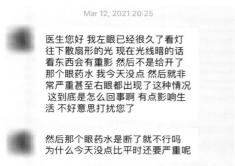

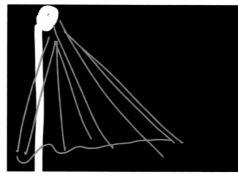

图 3-82　病例 17：患者向主管医生倾诉自己的困扰
并画出自己左眼看到的散扇形的样子

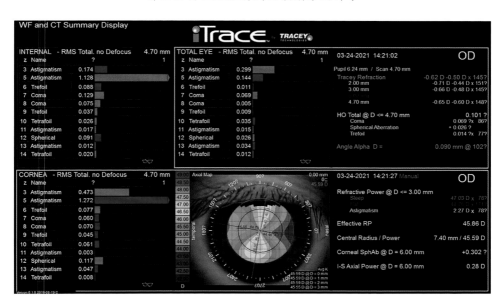

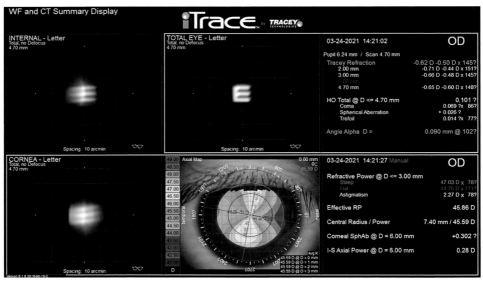

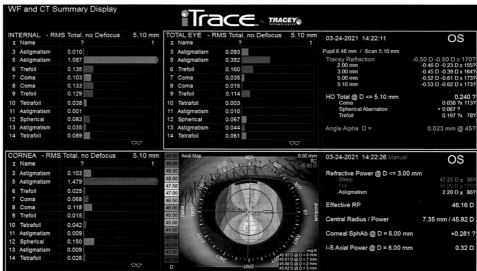

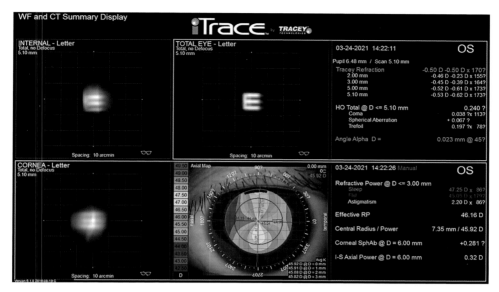

图 3-83　病例 17：双眼 iTrace 检查

注：右眼全眼总高阶像差为 0.101，慧差为 0.069，球差为 0.026，三叶草像差为 0.014；左眼全眼总高阶像差为 0.240，慧差为 0.038，球差为 0.067，三叶草像差为 0.197。

与患者进行了多次的沟通与交流后，患者仍坚持要求行 TICL 取出。患者签署知情同意书，行双眼 TICL 取出术。取出 TICL 后，患者感到很轻松，瞬间减压。术后随访，患者目前戴框架眼镜生活，自觉其他不适症状消失。

该病例的思考如下：

（1）患者术前眼科检查无特殊，TICL 型号及度数与患者匹配度高，术后多次复诊及眼科检查，从检查的数据看，结果理想，但患者存在视觉抱怨，且越来越强烈，变得焦虑和恐慌。

（2）患者术前性格犹豫多虑，心理状态欠佳。

（3）TICL 植入手术具有可逆性，必要的时候行 TICL 晶体取出，对眼睛不造成其他损伤。

焦虑抑郁患者行 ICL 植入术的病例小结如下：

以上 3 个病例是我们总结的抑郁或焦虑状态患者的三种不同结局。病例 15 和病例 16，患者抑郁或焦虑，但 ICL 植入手术给他们带来了自信，提高了生活质量，结果满意。病例 17，患者焦虑、纠结，术后存在视觉抱怨，TICL 取出后，患者恢复了正常的生活。

《中国有晶状体眼后房型人工晶状体植入术专家共识（2019）》规定严重焦虑、抑郁等心理、精神疾病为绝对禁忌证。WHO 数据显示，全球有超过 3.5 亿人患抑郁症，近 10 年来患者增速约为 18%，据估算，中国抑郁人数超过 9500 万。2019 年 2 月，北京大学第六医院黄悦勤教授等在《柳叶刀·精神病学》发表研究文章，抑郁症的终生患病率为 6.8%，12 个月患病率为 3.6%。中国女性抑郁症患病率为 4.2%，明显高于男性（3.0%）。50 ~ 64 岁年龄段人群抑郁症患病率最高，为 4.1%。农村人群抑郁症患病率为 3.7%，略高于城市人群（3.4%）。随着生活压力的增大及工作节奏的加快，抑郁症的发病率呈逐年增高的趋势。当抑郁情绪悄悄来袭的时候，患者会被困在这种情绪之中，每天挣扎着自导自演，假装自己没事儿，糟糕的情绪让他们陷入恶性循环。渐渐地，他们和其他人产生了巨大的鸿沟，他们最终只有两个选择：要么寻求帮助，要么自杀。抑郁缠身的日子大概就是这个样子的。请对身处"阴霾"之中的他们好一些，他们只是病了。多一份理解，就会多一份治愈的力量。

ICL 植入手术不需要切削角膜，是"加法"的手术，可保留患者眼球结构的完整性。ICL 植入手术独特的优势还在于它的可逆性，人工晶状体可随时取出，不会对眼睛造成其他损伤。从另外一个方面讲，ICL 植入手术让患者和医生都有"后路"可退。

对于患有轻度焦虑、抑郁等心理疾病的患者，在术前需要与患者进行更充分的沟通和交流，必要的时候需要其家属的帮助和参与，要在获取患者及其家属信任和理解的情况下，为患者选择合适的手术方式。值得注意的是，对于这一类患者，术前需要对全身及用药情况，以及是否对眼睛有影响进行更加全面的评估，术后需要进行更加规律和更长期的随访观察。

三、人工晶状体眼的 ICL 植入

病例 18：眼外伤术后，人工晶状体眼患者行 ICL 植入术。

患者女，19 岁，因"双眼视物模糊"就诊。

既往史：5 岁时左眼因"外伤"行"人工晶状体植入手术"。

裂隙灯检查见右眼前节未见明显异常；左眼角膜中央偏上方见一条带样斑翳，长约 5 mm，上方 12 点位房角粘连，其余各方向前房深度可，散瞳后瞳孔直径为 5 ~ 6 mm，见鼻下方及颞上方残余囊膜，中央区晶状体后囊缺如，人工晶状体透明。眼底检查见双眼豹纹状眼底改变，余未见明显异常。检查结果见表 3-57、图 3-84、图 3-85、图 3-86、图 3-87。

表 3-57　病例 18：眼科检查结果

姓名：孙某某　女　1997-08-22		右眼	左眼
视光学检查	主视眼	—	√
	UCVA	0.05	0.04
	BCVA	0.8	0.5
	医学验光	−6.00/−2.00×180	−13.00/−6.00×5
辅助检查	眼压 / mmHg	19	20
	角膜曲率 K1× 轴位	42.7×175	41.8×12
	角膜曲率 K2× 轴位	44.8×85	48.6×102
	眼轴长度 / mm	26.77	28.53
	角膜厚度 / mm	0.552	0.540
	前房深度 / mm	3.30	2.90
	角膜内皮计数 /（个 / mm²）	2869	2125
	WTW（双脚规）/ mm	11.1	11.1
	WTW（Pentacam）/ mm	11.2	11.3
度数选择及订片处方		–	13.0/−6.00×5
选择的 ICL 型号及度数		–	12.1，−16.00

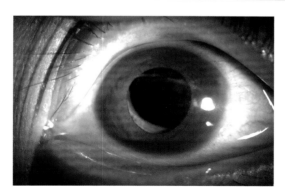

图 3-84　病例 18：左眼眼前段照相

　　注：左眼角膜中央偏上方见一条带样斑翳，长约 5 mm，散瞳后瞳孔直径为 5～6 mm，鼻下方及颞上方见残余囊膜，中央区晶状体后囊缺如，人工晶状体透明。

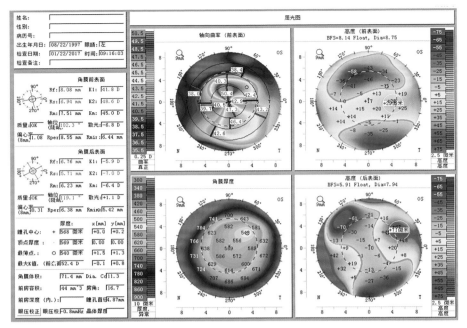

图 3-85 病例 18：左眼 Pentacam 检查

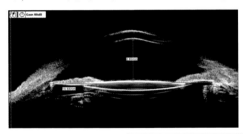

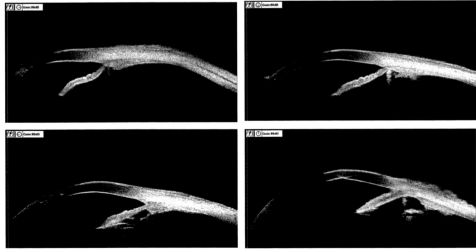

图 3-86 病例 18：左眼 UBM 检查

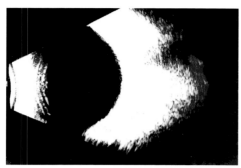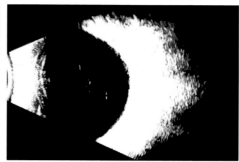

图 3-87　病例 18：双眼 B 超检查

该病例的思考如下：

该患者左眼可以行人工晶状体（IOL）置换术，IOL 置换术可能存在的潜在风险为手术难度大且操作时间长、囊膜粘连及囊膜不完整、IOL 有效晶状体位置不确切、角膜内皮损伤等。我们考虑行 IOL 眼的 ICL 植入术。手术的优点为手术操作简单、时间短，ICL 可取出、不受目前 IOL 及晶状体残余囊膜的影响。与患者进行充分的沟通与交流，患者选择行 ICL 植入术。

完善相关辅助检查，通过 OCOS 计算选择左眼 ICL（见图 3-88）。为实现双眼视，我们考虑行右眼 SMILE 手术，左眼 ICL 植入手术，手术顺利，术后常规治疗。术后 1 周复诊，眼科检查：UCVA 1.0（右）、0.5（左）。左眼 ICL 透明位正，IOL 透明（见表 3-58、图 3-89、图 3-90）。

患者信息

手术医生	患者 ID	患者姓名	出生日期	性别	手术眼别
			1997.08.22	女	**OS**

术前数据

BVD	12
球镜	-13
柱镜	-6
轴向	5
K1	42.25　@ 13
K2	46.87　@ 103
前房深度	2.95
角膜厚度	0.555
白到白（角膜横径）	11.1
角膜接触镜球镜	0
既往的干预措施	没有

汇总报告

计算选中晶体	预期			
	球镜	柱镜	轴向	SEQ
Myopic 12.1mm -16.00	-02.31	+04.26	096	-00.19
订购的晶体	预期			
	球镜	柱镜	轴向	SEQ
Myopic 12.1mm -16.00				
序列号				

图 3-88　病例 18：左眼 OCOS 计算结果

表 3-58　病例 18：右眼 SMILE 术，左眼 ICL 植入术后 1 周复诊结果

检查项目	OD	OS
UCVA	1.0	0.5
电脑验光	−0.25/−0.25 × 109	+1.25/−3.00 × 10
眼压 / mmHg	12	22

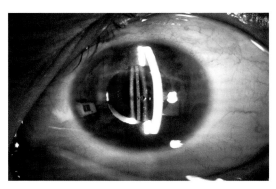

图 3-89　病例 18：左眼 ICL 植入术后眼前段照相

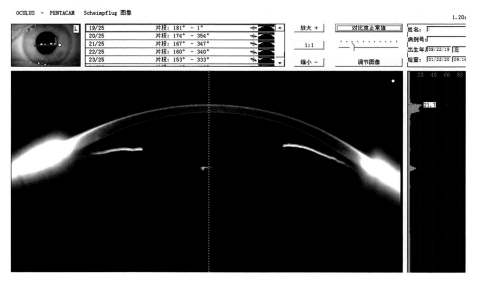

图 3-90　病例 18：左眼 ICL 植入术后 Pentacam 检查

　　术后 2 年复诊，眼科检查：UCVA 1.2（右）、0.5（左）。左眼 ICL 透明位正，IOL 透明（见表 3-59）。

表 3-59　病例 18：右眼 SMILE 术，左眼 ICL 植入术后 2 年复诊结果

检查项目	OD	OS
UCVA	1.2	0.5
电脑验光	−0.25/−0.50 × 167	+0.75/−3.00 × 13
眼压 / mmHg	12	21

该病例的思考如下：

（1）该患者为外伤 IOL 植入术后再近视，考虑可以选择行 IOL 置换术，但因 IOL 置换手术操作多、难度大、创伤大、残余囊膜情况复杂、效果不确切。IOL 置换手术作为一种非常规手术，常需联合其他手术，并伴有不同程度的并发症。因此，应慎行 IOL 置换术，我们选择行 IOL 眼的 ICL 植入术。

（2）患者左眼散光大，理论上应该选择 TICL，将近视与散光一起矫正。但考虑到一方面，角膜裂伤缝合术后会引起角膜不规则散光，TICL 矫正散光的效能可能会降低；另一方面，人工晶状体相对于人眼的晶状体会薄一些，TICL 发生旋转的可能性大。综合考虑，选择 ICL，术后残余的屈光度可以采用准分子激光治疗。

（3）人工晶状体眼的 ICL 植入术，因为对拱高的限制相对较少，因此在选择 ICL 型号的时候可以适当宽松一些，我们倾向于选择小一型号的人工晶状体。

（4）为实现双眼视，右眼行 SMILE 手术治疗。

四、放射状角膜切开术（radial keratotomy，RK）后患者行 ICL 植入

病例 19：RK 术后患者行 ICL 植入。

患者男，34 岁，因"双眼 RK 术后 14 年，视力下降 10 年"来诊。

既往史：2006 年患者行双眼 RK 手术治疗，自诉"术前近视度数为 400 度"。2009 年起自觉"视力下降，眼睛度数逐渐增加"，2014 年起戴眼镜矫正。近 2 年度数稳定。眼科检查结果见表 3-60、图 3-91、图 3-92、图 3-93、图 3-94。

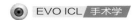

表 3-60　病例 19：眼科检查结果

姓名：温某某　男　1985-01-20		右眼	左眼
视光学检查	主视眼	√	—
	UCVA	0.06	0.06
	BCVA	1.0	0.6
	电脑验光	$-10.50/-0.25 \times 51$	$-11.25/-2.00 \times 7$
	医学验光	$-10.25/-0.50 \times 170$	$-9.00/-2.00 \times 175$
	散瞳验光	$-9.50/-0.75 \times 24$	$-9.50/-2.25 \times 170$
	戴镜度数	$-8.00/-0.25 \times 93$	-8.00
辅助检查	眼压 / mmHg	21	21
	角膜曲率 K1 × 轴位	40.1×178	38.7×166
	角膜曲率 K2 × 轴位	40.6×88	40.7×76
	眼轴长度 / mm	30.10	30.11
	角膜厚度 / mm	0.564	0.563
	前房深度 / mm	4.04	3.97
	角膜内皮计数 / (个 / mm^2)	2927.6	2462.7
	WTW (双脚规) / mm	12.2	12.2
	WTW (Pentacam) / mm	12.1	12.2
	WTW (IOL Master) / mm	12.5	12.4
	STS (水平) / mm	11.48	11.98
	STS (垂直) / mm	12.31	12.46
	STSL (水平)	低	低
度数选择及订片处方		$-10.00/-0.75 \times 90$	$-8.50/-1.50 \times 180$
选择的 ICL 型号及度数		13.2 -11.50	13.2 -10.50

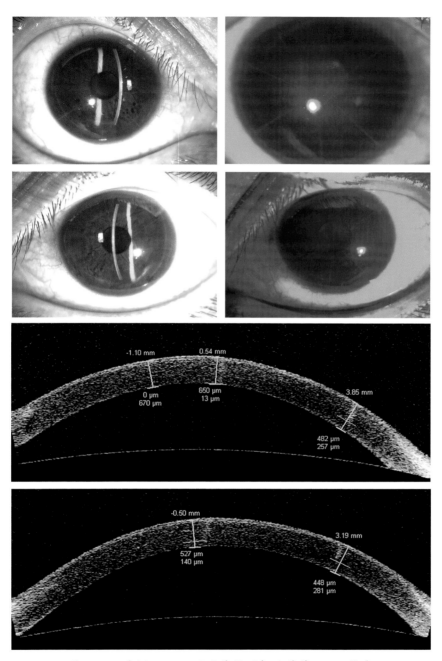

图 3-91　病例 19：双眼眼前段照相及前节 OCT 检查

注：眼前段照相见双眼角膜有 8 条轮辐状、放射状角膜瘢痕，
前节 OCT 见角膜前后表面光滑。

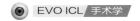

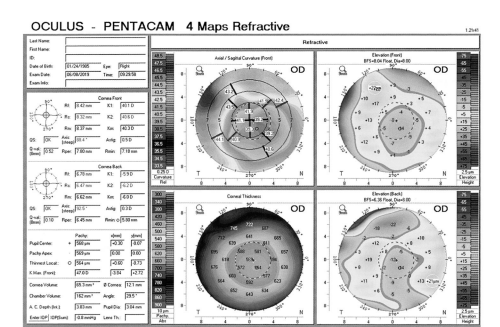

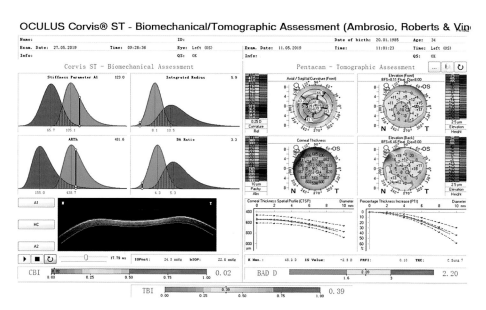

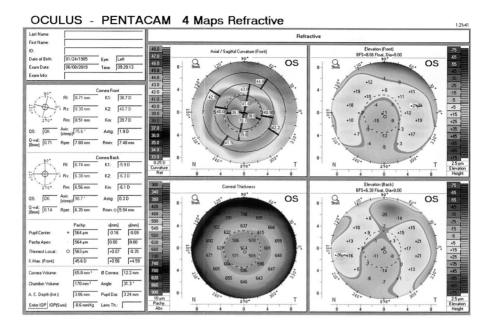

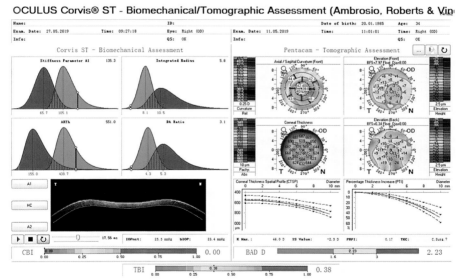

图 3-92 病例 19：双眼 Pentacam 及 Corvis ST 检查

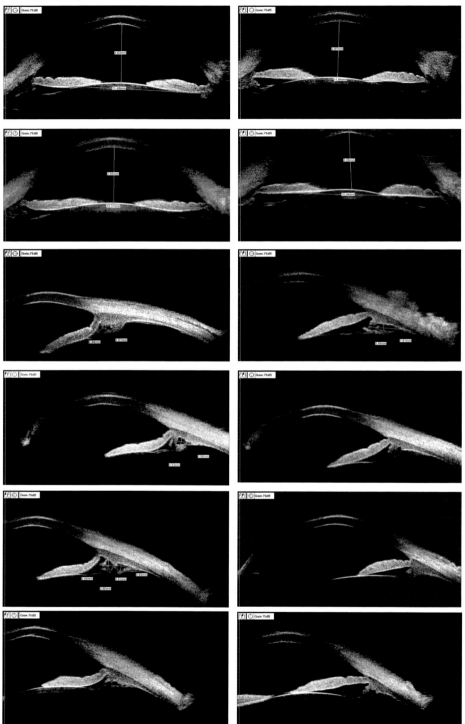

图 3-93 病例 19：双眼 UBM 检查

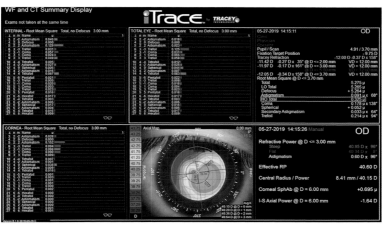

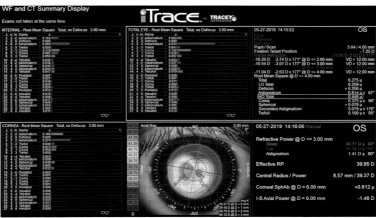

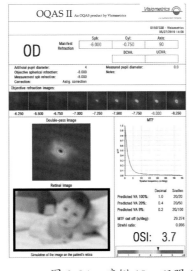

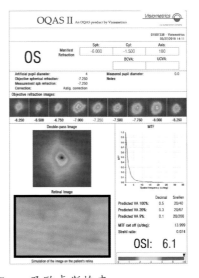

图 3-94　病例 19：双眼 iTrace 及欧卡斯检查

完善相关辅助检查，通过 OCOS 计算选择 ICL（见图 3-95）。行双眼 ICL 植入术，手术顺利，术后常规治疗。ICL 植入术后 1 周复诊，眼科检查：UCVA 1.0（右）、0.6（左），右眼拱高为 586 μm，左眼为 499 μm。裂隙灯检查见双眼角膜透明，前房深度可，瞳孔圆，ICL 透明位正（见表 3-61、图 3-96、图 3-97、图 3-98）。

患者信息

手术医生	患者 ID	患者姓名	出生日期	性别	手术眼别
			1985.01.20	男	**OD**

术前数据

BVD	12
球镜	-10.00
柱镜	-0.75
轴向	90
K1	40.87 @ 33
K2	41.5 @ 123
前房深度	4.04
角膜厚度	0.549
白到白（角膜横径）	12.2
角膜接触镜球镜	0
既往的干预措施	没有

汇总报告

		预期			
计算选中晶体		球镜	柱镜	轴向	SEQ
Myopic 13.2mm -11.50		-00.53	+00.54	178	-00.26
订购的晶体		预期			
		球镜	柱镜	轴向	SEQ
Myopic 13.2mm -11.50					
序列号					

患者信息

手术医生	患者 ID	患者姓名	出生日期	性别	手术眼别
			1985.01.20	男	**OS**

术前数据

BVD	12
球镜	-8.50
柱镜	-1.50
轴向	180
K1	40.12 @ 165
K2	41.50 @ 75
前房深度	4.09
角膜厚度	0.544
白到白（角膜横径）	12.2
角膜接触镜球镜	0
既往的干预措施	没有

汇总报告

		预期			
计算选中晶体		球镜	柱镜	轴向	SEQ
Myopic 13.2mm -10.50		-00.78	+01.22	089	-00.17
订购的晶体		预期			
		球镜	柱镜	轴向	SEQ
Myopic 13.2mm -10.50					
序列号					

图 3-95　病例 19：双眼 OCOS 计算结果

表 3-61　病例 19：ICL 植入术后 1 周复诊结果

检查项目	OD	OS
UCVA	1.0	0.6
电脑验光	+0.25/-0.50 × 91	+0.50/-0.75 × 161
眼压 / mmHg	20	22
拱高 / μm	586	499

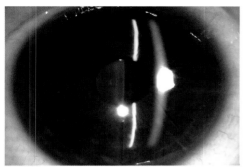
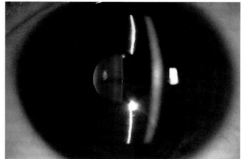

图 3-96　病例 19：眼前段照相

注：双眼 ICL 植入术后 1 周角膜透明，瞳孔圆，ICL 透明位正。

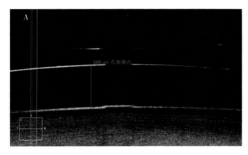
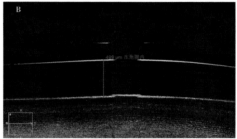

A：右眼拱高为 586 μm；B：左眼拱高为 499 μm

图 3-97　病例 19：ICL 植入术后前节 OCT 检查

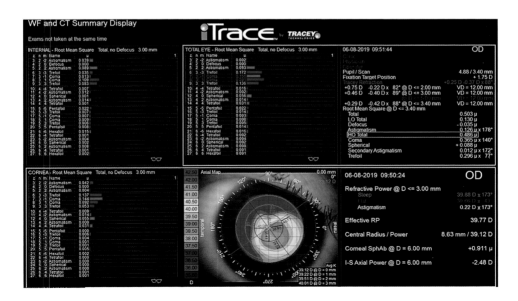

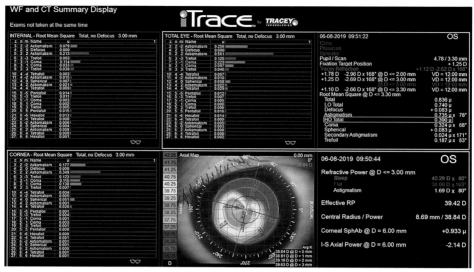

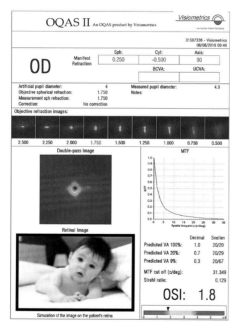

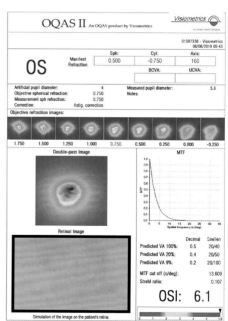

图 3-98　病例 19：双眼 ICL 植入术后 1 周 iTrace 及欧卡斯检查

该病例的思考如下：

（1）RK 术是 20 世纪 80 年代由苏联引入我国的一项屈光不正矫正手术，曾被广泛应用于低、中度近视的矫正。RK 手术对角膜中央光学区外进行放射状切开，使角膜中央变平，曲率变小，从而改变角膜屈光力，矫正近视。术后常出现视觉质量不佳、屈光回退及不规则散光等问题。

（2）针对这部分人群，临床医生曾通过角膜表层屈光手术及角膜板层屈光手术进行屈光矫正，术后获得一定的效果，但仍存在角膜相关问题，如角膜上皮下雾状混浊、掀瓣困难、角膜瓣破裂等。因为 ICL 植入手术不切削角膜，同时又具有可逆性，我们尝试用 ICL 植入术矫正 RK 术后屈光回退。

（3）ICL 植入术后患者达到（或超过）术前最佳矫正视力，且术后残余屈光度在 0.50 D 内，患者双眼的低阶像差、高阶像差及总像差较前明显减少，同时患者自身对术后视力和视觉质量表示满意。

（4）对于 ICL 植入术矫正 RK 术后的屈光回退，我们仍需注意以下几点：① ICL 的屈光度依赖于准确的验光，仍需要进一步提高验光的准确性；② RK 术后在正常眼压的作用下，角膜发生轻度的向前膨隆，前房加深。RK 术后计算 ICL 时，按照检查结果常规录入 OCOS 网站，ICL 型号选择需综合考虑；③ ICL 植入手术中做角膜缘切口时，应尽量避开 RK 术后的角膜瘢痕，减少对角膜的再次伤害；④术前一定充分做好与患者的沟通和交流，取得患者充分的理解和配合。

第六节　EVO+ ICL（V5）植入病例示教

病例 20：V5 植入病例。

患者男，27 岁，因"双眼视力下降 12 年"来诊，检查结果见表 3-62、图 3-99、图 3-100。

表 3-62　病例 20：眼科检查结果

姓名：于某某　男　1993-09-17		右眼	左眼
视光学检查	主视眼	√	—
	UCVA	0.02	0.02
	BCVA	1.2	1.2
	电脑验光	$-7.00/-1.00 \times 177$	$-7.00/-0.50 \times 3$
	医学验光	$-7.00/-0.75 \times 175$	$-7.00/-0.25 \times 180$
	散瞳验光	$-6.75/-0.75 \times 2$	$-6.75/-0.25 \times 11$
	戴镜度数	-7.00	-7.00

续表

姓名：于某某 男 1993-09-17		右眼	左眼
辅助检查	眼压 / mmHg	21	20
	角膜曲率 K1 × 轴位	42.8 × 176	42.7 × 0
	角膜曲率 K2 × 轴位	44.0 × 86	43.8 × 90
	眼轴长度 / mm	27.52	27.47
	角膜厚度 / mm	0.542	0.539
	前房深度 / mm	3.30	3.21
	角膜内皮计数 / （个 / mm²）	3080	3122
	WTW（双脚规）/ mm	12.1	12.1
	WTW（Pentacam）/ mm	12.0	12.0
	WTW（IOL Master）/ mm	12.4	12.4
	STS（水平）/ mm	12.13	11.70
	STS（垂直）/ mm	12.06	11.96
	STSL（水平）	偏高	偏高
度数选择及订片处方		−7.00/−0.50 × 0	−7.00/−0.25 × 5
选择的 ICL 型号及度数		13.2，−8.50	13.2，−8.00

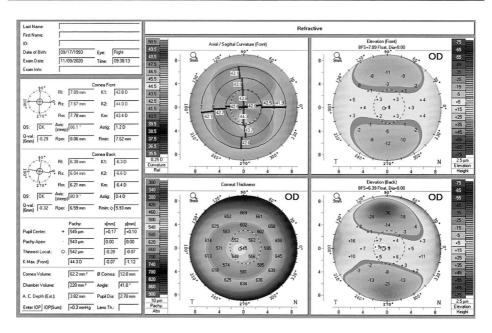

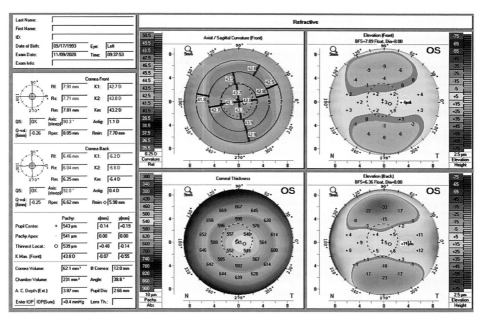

图 3-99 病例 20：双眼 Pentacam 检查

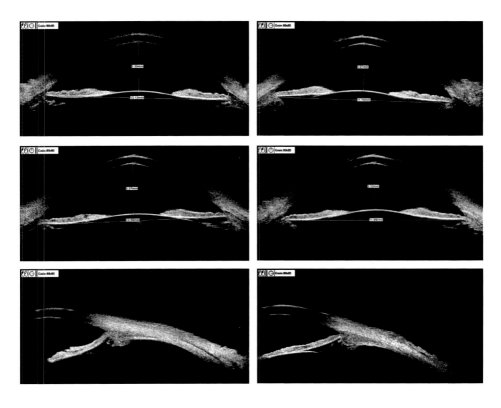

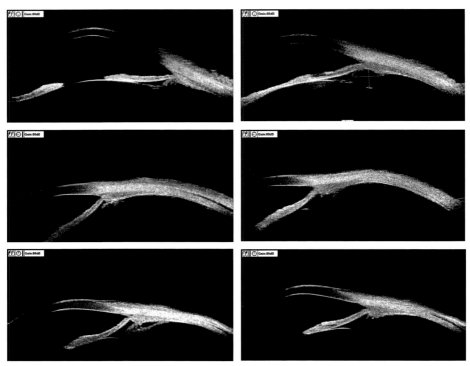

图 3-100　病例 20：双眼 UBM 检查

完善相关辅助检查，通过 OCOS 计算选择 ICL（见图 3-101）。行双眼 ICL 植入术，手术顺利，术后常规治疗。术后 1 周复诊，眼科检查：UCVA 1.2（双），右眼拱高为 378 μm，左眼拱高为 387 μm（见表 3-63、图 3-102）。

PATIENT INFORMATION

Surgeon	Patient ID	Patient Name	Date of Birth	Gender	Operative Eye
			1993.09.17	M	**OD**

PREOPERATIVE DATA

BVD	12
Sphere	-7.00
Cylinder	-0.75
Axis	175
K1	42.8　@ 176
K2	44.00　@ 86
ACD	3.275
Corneal Thickness	0.545
White to White	12.0
CL Sphere	0
Previous Intervention	No

SUMMARY REPORT

Target Lens	Expected			
	Sphere	Cylinder	Axis	SEQ
Myopic 13.2mm -8.50	-00.30	+00.65	085	+00.03

Lens Ordered	Expected			
	Sphere	Cylinder	Axis	SEQ
Myopic 13.2mm -8.50				
Serial Number				

Calculation entered in Version 5.00

PATIENT INFORMATION

Surgeon	Patient ID	Patient Name	Date of Birth	Gender	Operative Eye
			1993.09.17	M	**OS**

PREOPERATIVE DATA

BVD	12
Sphere	-7.00
Cylinder	-0.25
Axis	180
K1	42.7 @ 180
K2	43.8 @ 90
ACD	3.327
Corneal Thickness	0.543
White to White	12.0
CL Sphere	0
Previous Intervention	No

SUMMARY REPORT

Target Lens	Expected			
	Sphere	Cylinder	Axis	SEQ
Myopic 13.2mm -8.00	-00.30	+00.25	090	-00.18
Lens Ordered	Expected			
	Sphere	Cylinder	Axis	SEQ
Myopic 13.2mm -8.00				
Serial Number				

Calculation entered in Version 5.00

图 3-101　病例 20：双眼 OCOS 计算结果

表 3-63　病例 20：术后 1 周复诊结果

检查项目	OD	OS
UCVA	1.2	1.2
电脑验光	+0.50/−0.50 × 167	+0.25/−0.25 × 160
眼压 / mmHg	21	21
拱高 / μm	378	387

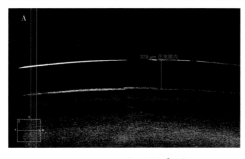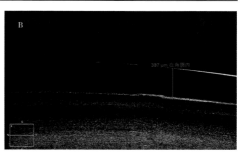

A：右眼拱高为 378 μm；B：左眼拱高为 387 μm

图 3-102　病例 20：V5 植入术后前节 OCT 检查

该病例的思考如下：

（1）患者对夜间视力要求高，夜间瞳孔偏大，因患者经济宽裕，建议其选择 V5（光学区更大）。

（2）双眼试镜，散光对患者影响小，选择双眼 ICL。

（3）OCOS 推荐 13.2 型号的晶状体。UBM 提示 WTW 与 STS 无特殊，睫状沟成角小，但双眼矢高偏高。综合考虑，给予 13.2 型号晶状体水平植入。术后拱高满意。

（4）目前最新一代的 EVO+ ICL（V5）已经在欧洲上市，在中国海南博鳌乐城国际医疗先行区也在被应用于临床手术。V5 晶体在 $V4_c$ 的基础上，光学区直径进一步扩大为 5.0 ~ 6.1 mm。

第七节　ICL 术后随访观察病例示教

病例 21：ICL 术后黄斑出血。

患者男，21 岁，因"双眼视力下降 9 年"来诊，检查结果见表 3-64、图 3-103、图 3-104。

表 3-64　病例 21：眼科检查结果

姓名：庄某某　男　1994-07-27		右眼	左眼
视光学检查	主视眼	√	—
	UCVA	0.02	0.02
	BCVA	1.0	1.0
	电脑验光	$-11.50/-0.75 \times 5$	$-12.00/-1.00 \times 5$
	医学验光	-11.00	$-11.50/-0.50 \times 180$
	散瞳验光	$-11.00/-1.00 \times 5$	$-11.25/-0.75 \times 10$
	原镜度数	-9.75	-10.25
辅助检查	眼压 / mmHg	20	21
	角膜曲率 K1× 轴位	42.25×173	42.50×6
	角膜曲率 K2× 轴位	43.12×83	42.88×96
	眼轴长度 / mm	28.30	28.20
	角膜厚度 / mm	0.551	0.552
	前房深度 / mm	3.27	3.31
	内皮计数（个 / mm^2）	2770	2681
	WTW（双脚规）/ mm	11.5	11.5
	WTW（Orbscan）/ mm	11.2	11.3
	WTW（IOL Mater）/ mm	11.9	11.9
度数选择及订片处方		-11.00	$-11.50/-0.50 \times 180$
选择的 ICL 型号及度数		12.6，-12.00	12.6，-12.50

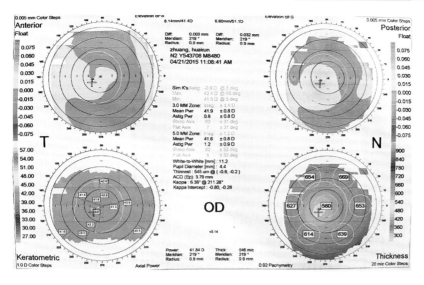

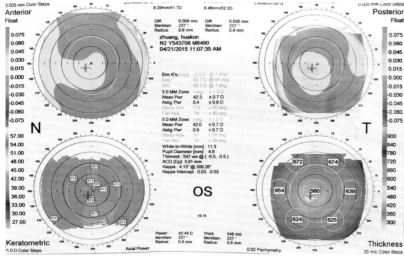

图 3-103　病例 21：双眼 Orbscan 检查

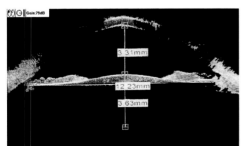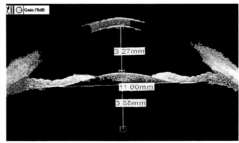

图 3-104　病例 21：双眼 UBM 检查

完善相关辅助检查，通过 OCOS 计算选择 ICL（见图 3-105）。于 2015 年 5 月 6 日行双眼 ICL 植入术，手术顺利，术后常规治疗。术后 1 天复诊，眼科检查：UCVA 1.2（双），右眼拱高为 690 μm，左眼拱高为 350 μm（见表 3-65、图 3-106）。

患者信息

手术医生	患者 ID	患者姓名	出生日期	性别	手术眼别
			1994.01.01	男	**OD**

术前数据

BVD	12
球镜	-11
柱镜	0
轴向	0
K1	42.25 @ 173
K2	43.12 @ 83
前房深度	3.27
角膜厚度	0.551
白到白（角膜横径）	11.5
角膜接触镜球镜	0
既往的干预措施	没有

汇总报告

计算选中晶体	预期			
	球镜	柱镜	轴向	SEQ
Myopic 12.6mm -12.00	-00.01	+00.05	083	+00.01
订购的晶体	预期			
	球镜	柱镜	轴向	SEQ
Myopic 12.6mm -12.00				
序列号				

患者信息

手术医生	患者 ID	患者姓名	出生日期	性别	手术眼别
			1994.01.01	男	**OS**

术前数据

BVD	12
球镜	-11.5
柱镜	-0.5
轴向	180
K1	42.5 @ 6
K2	42.88 @ 96
前房深度	3.31
角膜厚度	0.552
白到白（角膜横径）	11.5
角膜接触镜球镜	0
既往的干预措施	没有

汇总报告

计算选中晶体	预期			
	球镜	柱镜	轴向	SEQ
Myopic 12.6mm -12.50	-00.36	+00.38	090	-00.17
订购的晶体	预期			
	球镜	柱镜	轴向	SEQ
Myopic 12.6mm -12.50				
序列号				

图 3-105 病例 21：双眼 OCOS 计算结果

表 3-65 病例 21：双眼 ICL 植入术后 1 天复诊

检查项目	OD	OS
UCVA	1.2	1.2
眼压 / mmHg	18	18
拱高 / μm	690	350

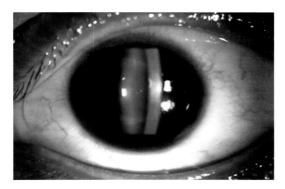

图 3-106　病例 21：眼前段照相（散瞳后）

注：ICL 植入术后 1 天见左眼 ICL 透明位正。

ICL 植入术后 4 年，患者自诉"左眼视力下降，视物变形"。

眼科检查：UCVA 0.8（右）、0.3（左）。裂隙灯检查见角膜透明，前房中深，瞳孔圆，ICL 透明位正。眼底检查见双眼呈豹纹状眼底，左眼黄斑中心凹出血（见表 3-66、图 3-107、图 3-108）。

就目前的病情与患者沟通，患者及家属表示理解并愿意配合治疗，给予其活血化瘀、营养眼底药物治疗。

表 3-66　病例 21：ICL 植入术后 4 年，自诉"左眼视力下降，视物变形"

检查项目	OD	OS
UCVA	0.8	0.3
电脑验光	$-0.75/-0.75 \times 157$	$-1.00/-0.50 \times 149$
眼压 / mmHg	16	16

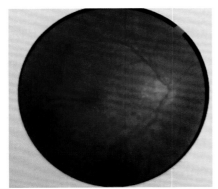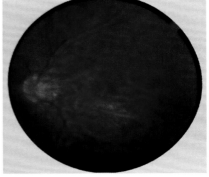

图 3-107　病例 21：双眼眼底照相

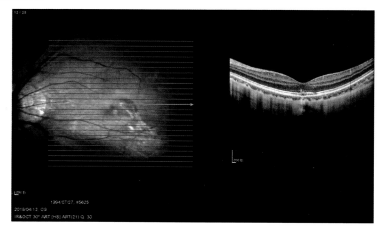

图 3-108　病例 21：眼底 OCT 检查

注：左眼黄斑中心凹处见出血。

该病例的思考如下：

（1）ICL 手术结束是随访的开始，应重视 ICL 术后的复诊。

（2）高度近视眼眼底病变往往表现形式多种多样，临床上常见的有视盘斜入、视盘颞侧萎缩弧或视盘周围萎缩环、后巩膜葡萄肿、豹纹状眼底、漆裂纹、黄斑中心凹下脉络膜新生血管（CNV）、黄斑水肿、黄斑区视网膜劈裂及裂孔、视网膜裂孔、视网膜脱离等，应重视眼底的检查。

（3）ICL 只是替代眼镜的功能，不治疗也不会影响高度近视眼眼底病变。因此，ICL 术后要密切随访患者眼底的变化，早发现，早治疗。

第一节　ICL 植入常规手术视频

ICL 植入常规手术步骤如下：

（1）常规消毒铺巾，安置开睑器，冲洗结膜囊。

（2）制作侧切口：初学者一般侧切口选在 60°，熟练的术者可不必做侧切口；必要时自侧切口注入粘弹剂或平衡盐液。

（3）制作主切口：推荐优势切口，一般选择 120°或是颞侧水平切口，必要时要兼顾角膜的散光，行切口的优化设计，可选用 2.6 mm、2.8 mm 或 3.0 mm 一次性使用眼科手术用刀。

（4）植入 ICL：在维持前房稳定的前提下，缓慢将 ICL 推注入前房内，避免翻转。

（5）在 ICL 上面注入粘弹剂。

（6）调整 ICL 位置：将 ICL 襻调至虹膜后方，位置居中。若为 TICL，根据 OCOS 旋转图轴向或角膜标记进行轴向调整。

（7）使用冲洗针头或者 I/A 注吸系统清除粘弹剂；若为 TICL，再次确认轴向。

（8）水密穿刺口，保持眼压适中。手术结束。

扫描二维码，获取手术步骤视频。

单切口 ICL 植入手术视频

初学者双切口 ICL 植入手术视频

第二节 ICL 取出／置换手术视频

ICL 取出／置换手术步骤如下：

（1）常规消毒铺巾，安置开睑器，冲洗结膜囊。

（2）制作主切口：推荐优势切口，一般选择 120° 或是颞侧水平切口，选用 2.6 mm、2.8 mm 或 3.0mm 一次性使用眼科手术用刀。

（3）在前房内注入适量粘弹剂，使用 ICL 调位勾将 ICL 轻微移动，与自身晶状体之间形成缝隙。在 ICL 与自身晶状体间注入粘弹剂。

（4）应用 ICL 拉镊、显微镊或显微眼内视网膜镊（角形，20G）（见图 3-53）将 ICL 取出。

（5）使用冲洗针头或者 I/A 注吸系统清除粘弹剂。

（6）若为 ICL 取出病例，水密穿刺口，保持眼压适中，手术结束。若为 ICL 置换病例，在维持前房稳定的前提下，缓慢将 ICL 推注入前房内，余手术步骤同 ICL 植入手术。

扫描二维码，获取手术视频。

单切口 ICL 置换手术视频

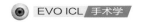

第三节 ICL 社教视频

　　扫描二维码，获取我们团队于中国海南博鳌乐城国际医疗先行区行 EVO+ ICL（V5）植入手术的社教视频。

V5 植入社教视频

缩略词表

有晶状体眼后房型人工晶状体：implantable collamer lens,ICL

散光矫正型有晶状体眼后房型人工晶状体：toric implantable collamer lens,TICL

有晶状体眼后房屈光晶体：posterior chamber phakic refractive lens,PC-PRL

眼压：intraocular pressure，IOP

眼轴长度：axial length，AL

前房深度：anterior chamber depth，ACD

白到白距离：white to white，WTW

裸眼视力：uncorrected visual acuity，UCVA

最佳矫正视力：best corrected visual acuity，BCVA

中央角膜厚度：central corneal thickness，CCT

睫状沟到睫状沟间距：sulcus to sulcus distance，STS

晶状体前表面矢高：distance between STS plane and anterior crystalline lens surface，STSL

晶状体厚度：lens thickness，LT

人工晶状体：intraocular lens，IOL

硬性透氧性接触镜：rigid gas permeable ，RGP

平光镜片：plano lens，PL

前房角：anterior chamber angle，ACA

等效球镜：spherical equivalent ，SE

放射状角膜切开术：radical keratotomy ，RK

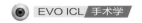

参考文献

［1］ALFONSO J F，LISA C，FERNáNDEZ-VEGA CUETO L，et al. Clinical outcomes after implantation of a posterior chamber collagen copolymer phakic intraocular lens with a central hole for myopic correction［J］. Journal of Cataract & Refractive Surgery，2013,39（6）:915-921.

［2］PACKER M. Meta-analysis and review：Effectiveness，safety，and central port design of the intraocular collamer lens［J］. Clinical Ophthalmology，2016,10:1059-1077.

［3］PARKHURST G D，PSOLKA M，KEZIRIAN G M. Phakic intraocular lens implan-tation in United States military warfighters：A retrospective analysis of early clinical outcomes of the Visian ICL［J］. Journal of Refractive Surgery,2011,27（7）:473-481.

［4］PACKER M. The Implantable Collamer Lens with a central port: Review of the lit-erature［J］. Clinical Ophthalmology，2018,12:2427-2438.

［5］王晓瑛，周行涛，汪琳. EVO ICL 个性化设计精粹［M］.上海：复旦大学出版社，2021.

［6］李凤鸣，谢立信.中华眼科学［M］.3 版.北京：人民卫生出版社，2014.

［7］中华医学会眼科学分会眼视光学组.中国有晶状体眼后房型人工晶状体植入术专家共识（2019 年）［J］.中华眼科杂志，2019,55（9）:652-657.

［8］FU M, LI M, XIAN Y, et al. Two-year visual outcomes of evolution implantable collamer lens and small incision lenticule extraction for the correction of low myopia［J］. Frontiers in Medicine, 2022,9:780000.